Cathy Creswell은 University of Reading의 심리학과 및 임상 언어 과학과 소속의 발달 임상 심리학 교수이며, 명예 컨설턴트 임상 심리학자이자 레딩 대학 청(소)년 불안 및 우울 (AnDY) 임상 연구소의 공동 책임자입니다.

Lucy Willetts는 임상 심리학자이자 공인된 CBT 치료사입니다. 또한 레딩 대학(University of Reading)의 방문 연구원입니다. 소아와 청(소)년의 불안 장애 치료에 특별한 관심을 가지고 있으며 많은 연구 논문과 몇 권의 책을 출판했습니다.

Helping Your Child는 부모와 양육자가 심리적, 신체적으로 발달의 어려움을 겪는 아이들을 지원하기 위한 시리즈입니다. 각 가이드는 임상적으로 입증된 기술을 사용합니다.

시리즈 편집자: Peter Cooper 교수와 Polly Wait 박사

Helping Your Child 시리즈

친구관계가 어려운 우리 아이에게

(Helping Your Child with Friendship Problems and Bullying)

불안이 많은 우리 아이에게

(Helping Your Child with Fears and Worries, 2nd edition)

잠 못 드는 우리 아이에게

(Helping Your Child with Sleep Problems)

Helping Your Child with a Physical Health Condition

Helping Your Child with Loss, Change and Trauma

부모를 위한 실용적인 안내서

HELPING YOUR CHILD

불안이 많은 우리 아이에게

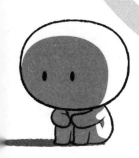

CATHY CRESWELL
LUCY WILLETTS

심세훈

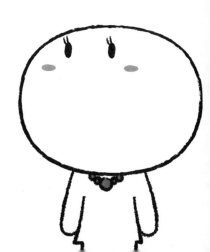

불안이 많은 우리 아이에게

첫째판 1쇄 인쇄 | 2024년 3월 25일
첫째판 1쇄 발행 | 2024년 4월 2일

지 은 이   Cathy Creswell, Lucy Willetts
옮 긴 이   심세훈
발 행 인   장주연
출 판 기 획   임경수
책 임 편 집   김지수, 이연성
편집디자인   조원배
표지디자인   김재욱
발 행 처   군자출판사(주)
　　　　　등록 제4-139호(1991. 6. 24)
　　　　　본사 (10881) **파주출판단지** 경기도 파주시 회동길 338(서패동 474-1)
　　　　　전화 (031) 943-1888　　　팩스 (031) 955-9545
　　　　　홈페이지 | www.koonja.co.kr

* 파본은 교환하여 드립니다.
* 검인은 저자와의 합의 하에 생략합니다.

ISBN 979-11-7068-094-9

정가 15,000원

부모를 위한 실용적인 안내서

HELPING YOUR CHILD

불안이 많은
우리 아이에게

차례

역자 서문

"이 세계의 벽? 절대 안 높아. 할 수 있어!

남자는 뭐? 자신감! 자신감! 남자는 뭐? 자신감이야.

일단 붙어봐야 될 것 아니야. 저질러보고. 깨지고, 박아.

가슴만 뛰는 축구 선수가 아니라, 가슴하고 내가 같이 뛰어야 돼."

축구 영웅 손흥민 선수를 키운 아버지 손웅정님께서 또다른 축구 영웅을 키울 때 항상 하시는 가르침이라고 합니다.

어떻게 하면 우리 아이를 손흥민 선수와 같이 용감하고 자신감 넘치는 아이로 키울 수 있을까요?

역자가 20년 넘게 소아 정신건강의학과에서 일하면서 학교에 가면 어느 누구와도 말하지 않는 아이들, 또래 아이들과 어울리지 않는 아이들, 학교를 가지 않으려고 하는 아이들…을 만나왔습니다.

우리가 이와 같은 아이들을 만나면서

부모님에게 "자녀가 불안해 합니까?", "공포에 떨고 있나요?", "걱정을 많이 하나요?"라고 물어 볼 때 "네"라고 하기보다는 "아니요"라는 답을 듣는 경우가 많고 아이들에게 물어봐도 "잘 모르겠어요"라는 반응이 가장 많은 것 같습니다.

　사랑스러운 한나는 춤도 잘 추고 축구 시합에서는 늘 스트라이커로 골을 가장 많이 넣는 축구 클럽의 리더입니다. 하지만 화장실을 혼자 가지 못하고 자다가 깨어 할머니가 없을까 봐 놀라고, 자기는 깨어 있는데 할머니가 자고 있으면 울기 시작하여 혼자 다시 잠 들지 못하고 '왜 자기는 일어났는데 할머니는 자고 있냐'며 떼를 써서 밤마다 할머니도 잠을 자지 못해 괴로운 날이 지속되었습니다.

　왜, 우리 한나는 떼를 쓸까요? 버릇이 없어서일까요? 할머니가 '오냐, 오냐' 키워서 일까요?

　학교를 가지 않으려는 아이는 왜 그러는 걸까요? 공부하기 싫어서? 게을러서?...

　절대 아닙니다!

　'불안'해서입니다. 무서워서입니다. '걱정'이 되어서입니다. 불안한 감정은 자연스러운 감정이고 위험한 세상에서 안전하게 살아가게 해주는 꼭 필요한 감정입니다. 하지만 이를 알아차리지 못하고 말 안 듣고 버릇 없는 아이로 오해해서 잘못 가르치면 이 때부터 아이들의 감정은 병 들기 시작합니다. '내가 잘 할 수 있을까?', '내가 실수해서 우리 팀이 지면 어떻게 하지?'와 같이 누구나 할 수 있는 아이의 불안 감정을 잘 알아차리고 이를 처리해주면 불안은 확신과 자신감으로 바뀌어 제2의 손흥민으로 만들어 줄 수 있을 것입니다. 이 책이 그렇게 만드는 데 도움이 될 것이라고 저는 믿습니다.

　이 책의 장점은 아주 오랜 기간 소아-청소년 그리고 불안과 같은 정서 문제만 깊이 연구하고 임상에서 많은 아이와 가족들을 상담하면서 실질적이고 생생한 임상 경험을 바탕으로 한 책이라는 데 있습니다. 또한 교사들을 위한 지침도 사실적으로 설명하여 읽어 보기만 해도 당장 학교에서 활용할 수 있는 방안들을 많아 제시하고 있습니다. 번역을 제안 받고 바쁜 시간을 감안해 공동 번역을 고민했지만 번역의 일관성과 25년 임상 경험을 바탕으로 우리나라 현실에 맞게 번역하고자 힘들지만 혼자 번역을 맡았습니다. 끝으로 이 좋은 책을 번역서로 내자고 제안해 주신 군자출판사 임경수과장님께 감사드리고 꼼꼼한 저의 요청에 수정과 편집을 잘해주신 김지수님과 이연성님께 감사합니다. 늘 든든한 지원군이 되어주는 제자 이우승, 현민우 선생에게 고맙고, 항상 사랑과 믿음을 함께하는 가족, 윤희정, 심유빈에게도, 하나님에게도, 감사드립니다.

2024.1.18. 작업을 마치고 연구실에서

역자 심 세 훈

서문

불안, 두려움, 걱정은 우리 모두가 때때로 가지는 정상적인 경험이지만, 어떤 경우에는 그것이 지속되기도 하고, 우리의 삶에 영향을 주기 시작합니다. 아이들에게 이는 집, 학교, 그리고 친구들과의 관계에서 문제를 불러오기도 합니다. 많은 아이들이 불안감으로 문제를 겪곤 하지만, 부모와 보호자들은 보통 무엇을 하는 것이 최선인 지 알아내는 것이 어렵습니다. 부모는 직감으로 알아낼 수도 있고, 인터넷에서 다양한 조언을 찾아낼 수도 있으며, 주변 사람들이 완전히 다른 일을 하라고 말했을 수도 있습니다. "그냥 무시해버려", "아이가 하게 해", "그런 거에 끌려가면 안 돼", "아이를 짜증나게 하지 마." 이는 부모에게 혼란을 일으키고 부모 자신의 능력을 의심하게 만들 수 있습니다. 하지만 부모는 자녀가 불안으로 인해 겪는 문제를 극복하는 데 도움을 주는데 멋진 역할을 할 수 있습니다.

이 책은 최신 관련 연구와 비슷한 문제를 겪고 있는 수백 명의 가족과 작업한 임상 경험을 근거로 부모가 자녀를 돕는 데 유익한 명확하고 간단한 단계별 접근 방식을 제공하는 것을 목표로 합니다. 우리가 따르는 일반적인 접근 방식은 인지 행동 치료의 원칙을 기반으로 합니다. 책 전반에 걸쳐 이를 간단한 용어로 설명하겠지만, 현재, 인지 행동 치료가 소아 불안 문제를 극복하기 위한 '골드 스탠더드' (최적 표준 또는 가장 권장되는) 치료법입니다. 중요한 것은, 이 책에서 설명하는 접근 방식이 연구를 통해 검증을 거쳤으며, 이를 통해 저자와 다른 연구자는 이 접근 방식이 매우 효과적일 수 있음을 보여주었습니다. 이 책을 읽기 전에, 많은 부모가 자녀의 불안 문제에 대해 많은 죄책감을 느낀다는 것을 우리가 인정하는 것이 중요합니다. 치료하는 임상에서 부모는 종종 자신이 어느 정도 문제를 일으켰는지 아니면 악화시켰는지 묻습니다. 따라서 저자는 불안 문제가 한 가지 요인으로 인해 발생하는 경우는 거의 없으며 아동기 불안을 발생하게 할 수 있는 여러 가지 다양한 요인이 있다는 점을 분명히 밝히고 있습니다. 그 중 일부는 이 책의 제1부에서 논의할 것입니다. 일반적으로 부모는 자녀가 어려움을 극복하게 하는 방법을 간절하게 알고 싶어하고, 좋은 소식은 부모가 그렇게 할 수 있는 최적의 위치에 있다는 것입니다.

저자는 어떤 사람인가요?

저자는 모두 소아 및 그들의 가족을 치료하는 전문 임상 심리학자입니다. 두 저자는 대학 소속 연구원의 연구 전문성과 국민 건강 서비스(National Health Service, NHS) 소속 임상의의 임상 전문성을 결합한 영국 레딩 대학교의 소아 전문 불안 클리닉을 운영하던 2004년부터 함께 일해 왔습니다. Cathy 교수는 현재 레딩 대학교에서 근무하고, 발달 임상 심리학 교수로 재직 중이며 소아-청소년 불안 및 우울(Anxiety and Depression in children and Young people, AnDY) 연구소와 클리닉을 이끌고 있습니다. Lucy 임상심리사는 개업하여 근무 중이고, 또한 다양한 전문가들에게 이러한 접근 방식에 대한 교육과 지도감독을 제공합니다. 저자는 부모 자신과 자녀 모두의 기술과 자신감을 강화하기 위해서는 부모를 지원하여 아이에 대한 엄청난 결과를 얻을 수 있게 된다는 것을 발견해 왔기 때문에 임상 치료상황에서 저자는 보통 부모를 탐색하여 아이를 돕습니다.

이 책은 누구를 위한 것인가요?

이 책은 불안으로 어려움을 겪고 있는 아이들의 부모나 보호자를 대상으로 합니다. 한 명 이상의 부모나 보호자가 있는 환경에서, 관련된 모두가 이 책을 읽고 아이를 돕기 위해 같이 작업을 해 나갈 수 있다면 정말 멋진 일일 것입니다. 이런 작업은 때로는 어려운 일이 될 수도 있고, 그것이 불가능할지라도 이런 노력이 성공에 방해가 되지는 않을 터이니, 절대 미루지 않습니다.

　이 책은 대략 5세에서 12세 사이의 유치원과 초등학생 연령 아이들의 부모를 위해 만들어졌지만, 우리는 책의 마지막 부분에 유아와 청소년 두 연령대의 부모를 위해 추가 장을 더했습니다. 이 접근 방식은 다양한 불안 문제를 가진 소아에게 사용될 수 있습니다. 여기에는 낯선 사회적 상황, 보호자와의 분리, 특정한 대상(예, 개나 거미)에 대한 두려움과 걱정 또는 나쁜 일이 생길 것 같은 더 일반적인 걱정 등이 포함됩니다. 다소 차이가 있는 또 다른 두 가지 유형의 문제는 아이들이 외상성 사건을 경험한 이후에 문제가 될 만한 불안과 부가 증상을 겪는 것과(이는 외상후 스트레스를 의미합니다), 아이들이 특정 행동을 끊임없이 반복하게 만드는 원치 않는 침습적인 사고를 경험하는 것입니다(이는 강박장애를 의미합니다). 이 책의 일부 원칙은 이러한 상태에도 유용하지만, 접근 방식은 이러한 종류의 문제에 초점을 맞추어 개발되지도 않았고, 효과를 검증 받지도 않았습니다. 자녀가 이러한 문제를 겪고 있다고 부모가 염려한다면 의사에게 진료를 받아 보아 보다 구체적인 지원을 받는 것이 좋습니다. 종종 이 책의 접근법이 자폐 스펙트럼 장애 소아에게 유용한지 질문을 받습니다. 다시 말하지만, 일부 원칙은 유용할 수 있지만, 자폐 스펙트럼 장애 소아를 대상으로 이 접근법에 대한 검증은 하지 않았습니다. 그러므로 필요하다면 별도의 추가 의료적 지원을 받을 것을 다시 한 번 권장합니다.

이 책은 무엇을 담고 있나요?

이 책은 3부로 구성되어 있습니다. 1부에서는 불안 문제가 일반적으로 어떻게 나타나는지, 불안 문제가 어떻게 발생하는지, 그리고 이 책에서 다루는 접근법의 근거를 포함하여 두려움, 걱정, 그리고 불안에 대해 이야기할 것입니다. 2부에서는 부모가 자녀에게 두려움, 걱정, 불안에 대한 문제를 극복하게 할 수 있도록 돕는 단계별 기술을 소개합니다. 3부에서는 일부 (전부는 아니지만) 독자들과 관련이 있을 수 있는 몇 가지 구체적인 이슈를 다룹니다: 유아에게 이 책 사용하기, 십대 청소년에게 이 책 사용하기, 수면 문제, 다루기 어려운 행동, 학교 출석 문제 등. 마지막으로, 교사나 학교 상담 선생님에게 복사하여 전달할 수 있는 간단한 지침서도 포함되어 있습니다. 이것으로 선생님이 부모가 하고 있는 접근 방식을 이해하고 지원할 수 있도록 한다면 많은 도움이 될 것입니다. 이 책을 통해 자녀에게 고착되어 있을 수 있는 패턴이나 악순환을 부모가 발견할 수 있도록 도와주는 원칙을 설명하고, 이러한 악순환을 끊거나 발생하지 않도록 기술과 전략을 공유할 것입니다. 그 과정에서 불안한 자녀와 함께 살았던 다른 부모들의 경험과, 자녀가 두려움과 걱정을 극복하도록 어떻게 도왔는지 읽게 될 것입니다. 이 이야기는 저자가 함께 작업한 실제 가족을 기반으로 합니다. 하지만 이름과 세부 사항은 신원 확인을 방지하기 위해 변경되었습니다.

정보, 전략 및 다른 사람의 경험을 공유함으로써 이 책의 목표는 부모와 자녀가 다시 중심을 잃지 않게 하는 것입니다. 이 목표를 실현하기 위해 부모 모두는 부모가 하는 모든 일에 최선을 다 해 주기를 바랍니다.

추천사

정신건강의학과 전문의이자, 7살 딸아이의 엄마인 저는 진료실에서 여러 가지 상황들에 대해 불안해하는 환자들을 만날때면 불안과 두려움을 마주하고 힘들어도 한 번 해봐야 한다, 부딪쳐봐야 한다고 조언하곤 했습니다. 하지만 정작 내 아이의 두려움을 마주할 때면 그 두려움을 피해 아이를 보호할 생각만 했고, 본능적으로 그렇게 행동했습니다. 그리고 이 책을 만나기 전까지는 나 자신이 딸아이가 가진 세상 많은 것들 것 대한 불안과 두려움을 해결하지 못하는 방식으로 행동하고 있다는 것을 깨닫지조차 못하고 있었습니다. 이 책을 읽고 나는 비로소 우리 아이가 세상의 두려움들에 대해 나의 예상보다 더 잘 대처할 수 있다는 사실을 깨달았고, 그 두려움들을 헤쳐갈 수 있는 기회를 가져볼 수 있게 만들 수 있었습니다.

이 책은 수없이 쏟아져 나오는 육아서적의 홍수 속에서, 과거 그 어느 때보다 많은 육아 지식을 가지고 아이들을 대하는 부모들로 하여금 핵심적인 조언들을 얻을 수 있게 해주고, 실질적으로 아이에게 도움이 되는 방식으로 행동할 수 있게 도울 것입니다. 책에서 나온 실질적인 조언들을 순서대로 따라하다 보면 어느새 아이의 가장 좋은 주치의가 되어 있는 나를 발견할 수 있을 것입니다.

순천향의대 부속 천안병원 정신건강의학과 교수 김 지 선
늦게 낳은 7살 딸아이를 키우는 엄마

추천사

모든 정신적 어려움을 만드는 가장 큰 바탕은 두려움일 것입니다. 이런 불안과 걱정은 매우 다양한 문제를 불러일으킵니다. 안타깝게도 대부분의 부모는 이 불안을 잘 다루기가 어렵습니다. 이 책은 아이가 두려움과 불안을 극복할 수 있도록 부모가 도울 수 있는 여러 실제적이고 효과적인 방법을 차근차근 친절하게 알려줍니다. 나아가 일상과 학교생활의 어려움도 도울 수 있게 해줍니다. 불안이 가득한 세상에서 자녀를 키우고 있는 부모는 물론 소아 청소년 내담자를 만나는 전문가들도 꼭 읽어야 할 귀중한 내용으로 알차게 가득 차 있습니다.

가톨릭대학교 서울성모병원 교수, 긍정학교 교장 **채 정 호**

추천사

아동들의 불안은 다양하게 표현되어, 겉으로 드러나는 행동과 반응의 실체가 불안이었다는 것을 알아채기 어려울 때도 많습니다. 자신의 불안감을 자신의 언어로 표현하기 어려운 아동들을 위해 누군가는 불안한 마음을 읽어 주고 주변에 알리면서 불안을 도울 수 있는 대처방안을 고민하여야 합니다. 그 누군가는 부모, 교사, 아동정신건강전문가, 또는 아동 주변의 지인일 수도 있습니다. 그런 분들에게 오랜 기간 아동청소년 정신건강의학과 전문의로서 현장을 지켜온 역자의 손을 빌린 이 책은 아동의 불안을 이해하면서 불안을 어떻게 받아들이고 대처할지 옳은 방향을 알려줄 수 있을 겁니다. 또한 이 책은 단순히 도움을 받는 수동적 입장이 아닌 주변의 도움을 발판으로 아동 스스로 불안 통제와 조절에 적극적으로 참여함으로써 주체적 생활로 이끌도록 훌륭한 길잡이가 될 것으로 기대합니다.

성균관의대 삼성서울병원 교수 정 유 숙

제 **1** 부

자녀의 두려움과 걱정
이해하기

제 1 장

두려움, 걱정, 그리고 불안이란 무엇인가?

이 부문을 건너뛰고 바로 변화를 만드는 작업에 몰두하고 싶은 유혹이 들 수도 있지만, 2부를 읽기 전에 1부의 5개 장을 먼저 읽어 보는 것이 좋습니다. 이에는 세 가지 중요한 이유가 있습니다. 첫째, 1장, 2장, 3장은 소아에서의 두려움, 걱정, 그리고 불안이 무엇인지를 기술하기 때문입니다. 부모는 3개의 장을 읽음으로써 부모가 자녀와 함께 해결하고 싶은 문제에 초점을 맞춘다는 의미에서 이 책이 독자에게 적합한 책인지를 확인할 수 있을 것입니다(또는 아이와 함께 해결하도록 장려할 것입니다). 둘째는, 4장과 5장에서는 소아-청소년에게 두려움과 걱정이 어떻게 발생하여 무엇이 이러한 두려움과 걱정을 지속하게 하는지를 설명하기 때문입니다. 1부에 제공된 정보는 부모가 2부의 지침을 따를 때 수행하게 될 모든 작업에 대한 이론적 근거를 제공합니다. 부모가 하고 있는 일을 왜 하는지를 명확하게 이해하는 것은 부모가 전략을 세우는 것을 훨씬 더 쉽게 만들어 줄 것이고, 힘든 일이 있을 때 부모

3

가 인내하도록 격려해 줄 것입니다.

　셋째, 1부에서는 벤(9세), 무함마드(7세), 레일라(11세), 사라(10세)의 네 아이를 소개합니다. 이 아이들은 모두 두려움과 걱정을 경험했고, 1부에서는 그들의 어려움에 대한 몇 가지 배경을 들을 것이고, 2부에서는 그들의 부모가 어떻게 그 아이들이 이런 일들을 극복하도록 도왔는지에 대해 이야기합니다. 부모는 이 책의 핵심 주제인 두려움과 걱정의 실질적 극복에 관심이 있을 것입니다. 그래서 1부를 간략하게 정리했습니다. 이어서 읽어 주십시오.

두려움, 걱정, 그리고 불안이란 무엇을 의미하는가?

　아이와 어른을 막론하고 모든 사람은 때때로 걱정, 두려움, 불안을 경험합니다. 걱정, 두려움, 불안의 공통점은 나쁜 일이 일어날 것이라는 예측과, 신체가 이러한 예측에 특정한 방식으로 반응하는 것과, 그리고 특정한 특징적인 행동을 보인다는 것입니다.

불안한 생각/예측

　사람들이 불안해할 때면 보통 나쁜 일이 일어날 것 같은 예측을 하고 있습니다. 이때 생각은 잠재적인 위협과 그것으로부터 탈출하는 방법에 집중되는 경향이 있으며, 다른 것에 대해서는 생각하기 어려울 수 있습니다. 이는 누군가가 위험에 처했을 때는 분명히 유용한 상태일 것입니다. 예를 들면, 만약 차가 다니는 도로에 자녀가 있다면 아이를 길에서 나가도록 주의를 기울여야 하고 쇼핑이나 저녁 준비와 같은 다른 생각에 주의가 산만해지지 않아야 합니다.

신체 변화

우리가 두려움과 걱정을 경험하면 다양한 방식으로 대응하는데 호흡이 빨라지고, 심박수가 빨라지며, 근육이 긴장되고, 땀이 나며 가슴이 두근두근 거립니다. 이 모든 신체적 징후는 우리의 몸이 행동할 준비를 하고 있다는 것을 나타내어, 예를 들어, 위의 예에서, 아이가 어떤 사고를 입기 전에 그 아이를 밖으로 끌어내는 것과 같이 빠르게 반응할 수 있게 합니다.

불안 행동

두려움이나 걱정에 대응하는 우리의 행동 방식은 흔히 '맞서 싸우거나', '도망가거나' 또는 '안전 추구' 방식 중 하나로 나타납니다. 우리는 위협을 인지하면 맞서 싸우거나, 가능한 한 빨리 피하거나(도망 치거나), 우리를 안전하게 지켜줄 것이라고 생각하는 다른 일들을 하게 됩니다. 물론 우리가 당면한 위협에 직면했을 때, 이런 대응이 가장 도움이 되는 방법이고 우리의 생존에 필수적일 수 있습니다. 하지만 실재하는 위험이 없을 때 이러한 생각, 감정, 행동은 어려움을 야기하고 일상 생활에 방해가 될 수 있습니다.

그렇다면 아이의 불안감이 과도한지는 어떻게 알 수 있는가?

우리가 불안에 반응하여 경험하는 변화는 단기적으로는 도움이 됩니다. 그러나 실제 위험이 지났을 때 또는 사실은 위험이 결코 거기에 없었는데도 이러한 반응이 계속 발생하면 문제가 됩니다. 불안이 과도하면 최악의 상황에 대한 두려움이 생각을 지배하게 될 수 있습니다. 자녀는 항상 최악의 상황이 일어날 것 같고 도전에 대처하는 능력에 대한 자신감이 부족한 것처럼 보일 수 있습니다. 불안에 의한 신체 변화 또한 매우 불편할 수 있어 불안감이 심한 아이들은 복통, 두통, 근육통 등을 호소하는 경우가 많습니다.

마지막으로, 불안이 지속되어, 끊임없이 신경이 곤두서 있게 되면 아이는 지치게 될 뿐만 아니라 안전을 지키려는 노력 때문에 그렇지 않으면 즐길 수 있는 것들을 아이가 놓치게 될 수 있습니다. 두려움과 걱정 때문에 아이가 즐거워하지도 못하고 또래 아이들이 하는 일도 할 수 없게 된다면, 이러한 어려움을 극복할 수 있도록 도움을 받는 것이 중요합니다. 이 책은 여러분의 아이가 그것을 할 수 있도록 도와주는 방법들을 제공하게 될 것입니다.

우리가 아는 것처럼, 어느 정도의 두려움과 걱정은 정상적이고 건강한 것입니다. 따라서 이 책의 목표가 자녀가 전혀 걱정하지 않거나 어느 것도 두려워하지 않는 수준에 이르도록 도와주는 것이 아닙니다. 다시 말하면, 이 책의 목표는 자녀가 인생을 최대한 활용하는 데 방해가 되지 않도록 그들의 두려움과 걱정을 통제하는 것을 도와주는 것입니다. 불안 증상이 있는 아이들도 적절한 치료를 받으면, 전반적으로 매우 잘 지낼 수 있습니다. 이 책에는 많은 정보가 있지만, 핵심 메시지는 간단합니다.

불안 증상은 아이들에게 매우 흔합니다. 아이의 삶을 방해할 수도 있습니다. 그런데 그것은 극복할 수 있습니다.

핵심 포인트

- 불안은 모든 사람이 때때로 경험하는 정상적인 감정입니다.
- 우리는 불안할 때 불안한 예측, 신체 징후를 가지게 되고 불안한 행동을 합니다.
- 이 책의 접근 방식은 불안이 자녀의 일상 생활을 방해하는 것을 멈출 수 있습니다.

제 2 장

부모가 자녀를 돕는 방법

이 책을 읽고 있다면 부모가 자녀를 간절히 돕고 싶기 때문 일 것입니다. 하지만 부모는 아마 어두운 전망으로 상당히 위축되어 있을 것입니다. 부모는 의심할 여지없이 이전에 자녀를 돕기 위해 많은 것들을 시도했을 것이고 아마도 그 과정에서 다양한 사람들로부터 모든 종류의 조언을 받아 보았을 것입니다. 부모는 할 수 있는 모든 것을 다 해보았다고 생각할 수도 있고 더 이상 할 수 있는 것이 없다고 느낄 수도 있습니다. 이런 종류의 고민과 걱정은 저자와 치료에 함께 하는 부모들 사이에서는 매우 흔합니다. 그러나 자녀의 불안을 극복하기 위해 부모가 자녀와 함께 노력하도록 권장하는 데는 여러 가지 이유가 있습니다.

- 자녀가 어려움을 극복하도록 부모가 도울 수 있는 경우, 아이는 학교 나 병원에서 상담을 받느라 시간을 쓸 필요가 없기 때문에 그 시간에 연령에 맞는 다양한 활동을 놓치지

않을 수 있습니다.

- 보통 부모가 전략을 세우고 아이의 일상생활에서 새로운 학습에 대한 기회를 만드는 데 치료사보다 더 유리합니다.

- 아이들이 단기적인 고통에 더 집중하는 것에 비해 부모는 장기적인 이득에 더 집중할 수 있기 때문에 일반적으로 부모가 아이들보다 변화를 만들기 위한 동기가 더 생깁니다.

- 부모가 가족 전체에 전략을 적용하면 때때로 가족 안에 다른 자녀도(때로는 성인) 도울 가능성이 있습니다.

- 부모는 수개월 또는 수 년 동안 무엇이 도움이 되었는지 기억할 가능성이 더 높으므로 향후 문제가 다시 발생하면 이러한 전략을 실행할 수 있는 좋은 위치에 있습니다.

- 부모는 보통 매일매일 자녀의 어려움을 관리해야 하는 사람입니다. 이것은 엄청난 스트레스가 될 수 있으며, 부모는 자신이 무엇을 해야 하는지 알 수 있도록 전략을 알려 달라고 치료자에게 말합니다.

이러한 모든 이유 때문에 부모는 자녀가 두려움과 걱정을 극복하도록 도울 수 있는 강력하고 특별한 위치에 있다고 믿습니다. 이 책의 목표는 부모가 이것을 하는 방법에 대해 숙련되고 자신감을 갖도록 돕는 것입니다.

효과가 있을까?

불안장애 아동이 전문가에게 전혀 치료 받을 수 없는 상황에서 부모가 자녀를 돕도록 지원받는 치료법을 시험해 본 연구들이 최근 몇 년간 많이 있어 왔습니다. 이 연구에서, 5-12세 사이의 아이들의 부모는 일반적으로 이런 책을 받고, 치료전략을 세우도록 치료사의 지원을 받습니다.

보통 치료사의 역할은 부모가 바쁜 삶 속에서 전략에 집중하여 사용할 수 있도록 돕는 것이지만 특정 전략을 연습시키거나 발생하는 어려움을 해결할 기회를 제공하기도 합니다. 이러한 연구는 이 방법이 효과적인 치료라는 것을 보여주어 어떤 경우에는, 아이와 부모가 치료사와 정기적인 세션에 참석하는 훨씬 더 집중적인 가족 중심치료 만큼이나 효과적이었습니다. 이 연구 결과에 대해 자세히 알아보려면 이 책의 끝부분에 있는 주요 참고 문헌 부문에 이러한 연구 결과를 확인하는 방법에 대한 정보를 제공하고 있습니다.

효과가 없으면 어떻게 해야 하나?

우리의 경험에 따르면 이 책을 자녀와 함께 약 두 달 동안 사용하면 큰 진전을 이룰 수 있습니다. 일부의 경우 초기 개선이 더디고 몇 달이 더 지나서 진전을 보일 수 있습니다. 그러므로, 만약 여러분이 변화를 바로 보지 못한다고 해도 포기하면 안됩니다.

　그러나 책을 다 읽고 나서도 더 많은 지원이 필요하다고 생각되면 전문 의사나 학교를 통해 도움을 요청하는 것이 좋습니다. 의사나 교사는 이 책의 원칙을 적용하는 데 도움이 될 수 있는 현지에서 이용할 수 있는 서비스에 대해 조언하거나 자녀가 겪고 있는 어려움에 따라 다양한 접근 방식을 제공할 수 있습니다. 저자는 부모가 자녀를 위해 도움을 구하는 것을 여러 가지 이유로 꺼릴 수 있다는 것을 알고 있습니다. 예를 들면,

- 의사나 학교는 어떤 식으로든 부모를 재단할 것이라고 느낄 수 있습니다.
- 부모는 가족끼리 어려움을 관리할 수 있어야 한다고 생각합니다.
- 부모는 이런 종류의 문제를 다루는 것은 의사의 일이 아니라고 생각합니다.

　그러나 이런 종류의 어려움은 흔하고, 다양한 배경의 모든 종류의 가족들에게 나타나며 효과적인 치료가 있고 전문 의사가 보통 이런 종류의 어려움을 가진 아이들을 보게 되며, 부모가 그런 지원을 구하는 것을 도울 수 있을 것이라는 것을 알고 있는 것이 중요합니다. 그러므로 만약 당신이 걱정된다면, 도움을 요청해야 할 것입니다.

핵심 포인트

- 부모는 자녀가 두려움과 걱정을 극복하도록 도울 수 있는 특별한 위치에 있습니다.
- 저자의 연구에 따르면 부모를 통해 자녀를 돕는 것이 효과적입니다.
- 추가 지원이 필요한 경우 자녀의 담당 의사 또는 학교를 통해 도움을 구합니다.

제 3 장

자녀가 겪는 흔한 두려움과 걱정

아이들은 다양한 모습으로 두려움과 걱정을 겪게 되고, 이 책을 읽으면서 자녀의 독특한 경험에 대해 명확하게 이해하려고 노력하는 것이 중요합니다. 저자가 상담한 모든 가족은 그때마다 새로운 일들을 설명합니다. 그러나 그들은 또한 다른 가족들과 많은 공통점을 가지고 있습니다. 불안한 사고, 행동 및 신체적 증상의 기본적인 패턴은 1장에서 설명했습니다.

그러나 보다 특정한 특징이나 증상에 따라 특정 유형의 불안 증상을 모아서 함께 범주화할 수도 있습니다. 이러한 불안 증상의 범주는 소위 '진단'이라는 분류표가 붙여졌습니다. 소아에서 가장 흔한 불안 증상의 범주는 다음과 같습니다. 특정 공포증, 사회불안증, 범불안증 및 분리 불안증. 이런 다양한 불안증은 보통 복합적으로 나타나서 사실, 저자가 상담한 소아에서 이러한 유형의 불안증 중 하나만 가지고 있는 아이를 보는 것은 오히려 드뭅니다. 다음 설명에서 이러한 각 범주 진단에 대해 자세히 설명합니다.

특정 공포증

특정 장소, 대상 또는 상황에 대한 두려움이 문제가 될 때 공포증(포비아)이라고 합니다. 이는 아동이 두려워하는 대상(또는 장소 또는 상황)을 맞닥뜨렸을 때 피하고 싶게 만들거나 극도의 불편을 초래하는 과도한 두려움을 말합니다. 두려움은 일반적입니다. 예를 들어, 많은 사람들이 뱀이나 벌을 조심합니다. 이것은 건강한 반응일 수 있습니다. 그러나 자녀의 두려움이 학교, 가족, 친구 사이에서 문제를 일으키거나 하고 싶은 일을 하지 못하게 하는 등 자녀의 삶에 상당한 지장을 준다면 자녀가 이 두려움을 극복하기 위해 도움을 받는 것이 틀림없이 최선일 것입니다. 아이들에게서 흔히 볼 수 있는 두려움에는 개, 높은 곳, 주사 및 구토에 대한 두려움이 포함됩니다.

사라 (10세)

사라는 거미를 싫어합니다. 저는 사라가 갓 유아 때 거미처럼 보이는 카펫의 보풀을 보고 한번 발작을 일으켰던 것을 기억합니다. 그 이후로 사라는 방에서 거미가 나타나면 항상 멀리하려 했지만 큰 문제를 일으키지는 않았습니다. 그러나 시간이 지날수록 더 나빠지는 것 같습니다. 우리는 이제 사라가 거미를 볼 것 같다고 느껴 가고 싶지 않은 특정 장소가 생겼다는 것을 알게 되었습니다. 예를 들어, 사라 할아버지가 한 달 동안 병원에 입원하여 할아버지의 아파트가 한동안 비어 있었습니다. 우리는 사라 할아버지가 퇴원 하기 전에 그의 아파트를 청소를 하러 갔습니다. 우리는 사라를 데려가지 말았어야 했습니다. 왜냐하면 우리는 머지않아 거미를 보았기 때문입니다. 사라는 정말 놀랐고 무엇을 해보기도 전에 나가 버렸습니다. 이후로 사라는 할아버지 집에 안 가려고 했고, 그래서 할아버지가 항상 우리 집으로 와야 했고, 그런 상황을 할아버지는 언짢아하였습니다.

사회 불안

아이가 남들이 자신을 바보 같다고 생각하거나, 나쁘게 평가하거나, 안 좋게 반응을 보여서 자신이 당황스러워지는 것을 두려워하는 다양한 다른 상황에 대해 늘 불안해 할 때 아이에게 사회불안증이 있는 생각해 봐야 합니다. 소아의 경우 다른 사람이 있는 곳에 들어가기가 어려울 수 있습니다. 예를 들어, 등교, 다른 아이들과 함께 있기(예, 생일파티), 카페나 레스토랑에 가기 등이 어렵습니다. 또한 사회불안증이 있으면 아이가 사회적 상황에 참여하는 것을 어렵게 만들 수 있어, 예를 들어 수업 시간에 손을 들거나 또래 아이들이 많이 있을 때는 말을 하지 못합니다. 사회불안증이 있더라도 잘 아는 사람과 함께 있을 때 아주 편안하게 있을 수 있지만, 덜 친숙한 사람이 있는 경우는 피하려고 하거나 이런 종류의 상황에 처해야 한다면 매우 힘들어 할 수 있습니다. 어떨 때는 사회 불안증이 심할 때 아이들은 학교나 가족이 아닌 사람들에게는 전혀 말을 할 수 없습니다. 이를 일반적으로 '선택적 함구증'이라고 합니다.

레일라 (11세)

레일라의 가장 큰 문제는 학교입니다. 여름방학이면 다른 사람 같습니다. 그리고나서 개학 일주일 전쯤이면 다시 배가 아프게 될 것 같습니다. 학기 중이라면 일요일 저녁도 마찬가지입니다. 아이가 진짜 아픈지 아닌지를 아는 것은 정말 어렵습니다. 특히 레일라가 가끔은 실제 몸이 아프고, 학교에 간다는 말에 얼굴이 하얗게 질리는 경향이 있기 때문입니다. 이 문제는 잠시 동안 있었지만 레일라가 10살일 때는 정말 잘 지지해 주는 선생님이 있었고 그 때는 상황이 조금 진정되는 것 같았습니다. 하지만 반이 바뀌면서 다시 힘들게 되었습니다. 아이는 모두가 자기를 나쁘게 본다고 생각하는 것 같습니다. 다른 아이가 자기를 쳐다보기만 해도 자기 머리 스타일이나 옷을 이상하게 보는 것 같아 사소한 일에도 예민해 집니다. 선생님들은 레일라가 수업 시간에 아주 조용하고 전혀 손을 들지 않고 수업에 참여하려고도 하지 않는다고 말했습니다. 레일라는 숙제를 이해하지 못해도 선생님에게 어떻게 해야 하는지 묻지 않았기 때문에 자주 숙제에 대해 아무 것도 모른 채 집에 돌아옵니다.

범불안

　범불안이란 아이가 지나치게 걱정하고 마음 속에서 걱정을 떨쳐 버리지 못하는 상태를 말합니다. 걱정은 한가지 문제가 아니라 다양한 염려에 관한 경향성입니다. 예를 들어, 흔한 걱정에는 세상에서 일어날 수 는 일(예, 테러), 학교 생활, 또래관계, 무언가를 바르게 하고 있는지, 자신과 다른 사람의 건강에 대한 것이 포함될 수 있습니다. 어떤 아이는 걱정거리가 시간에 따라 바뀌므로 여러 걱정들이 번갈아 나타날 수 있습니다. 걱정은 종종 집중 곤란, 근육통, 불면(입면이나 자주 깨는 것), 예민해지는 것 및 피로와 같은 괴로운 신체적 증상을 동반합니다. 다시 말하지만, 이런 문제는 집이나 학교에서 가족 또는 친구와 함께 지내는 아이의 기능을 저해할 수 있습니다. 범불안은 다른 불안증과 약간 다르게(걱정은 많고 회피 행동은 적게) 나타날 수 있으며 이러한 이유로 더 나은 몇 가지 특정 전략이 있습니다(12장 참고).

벤 (9세)

벤은 '걱정이 많은 아이'라고 하는 것이 가장 맞을 것입니다. 벤은 모든 것이 다 걱정인 것 같습니다. 벤이 나쁜 소식에 민감한 것 같아서 벤이 옆에 있을 때 저는 뉴스를 보지 않았습니다. 예를 들어, 그는 지구 반대편에서 일어나고 있는 뉴스에서 언급된 질병에 우리 모두가 걸릴 것이라고 겁을 먹고 있습니다. 벤은 또한 폭탄과 테러에 대한 이야기를 들었기 때문에 아버지가 볼일 보러 시내에 갈 때면 매우 걱정합니다.

그 걱정은 이해할 수 있을 것 같지만, 더 어려운 걱정거리
는...벤이 단지 그의 머리에 무언가를 집어넣고 거기에 갇힌
것 같아 보이는 문제입니다. 벤은 머릿속에 무언가 걱정이 떠
오르면 거기에 그냥 갇혀 있는 것처럼 보입니다. 마치 사촌네
집에서 본 영화에 나오는 귀신이 진짜인 것처럼 걱정하는 것
같았습니다. 벤은 만약 위층으로 올라가면 귀신이 와서 자기
를 잡아갈 것이라고 확신하고, 혼자서 위층으로 올라가지 않
을 것입니다. 우리는 벤에게 귀신은 없고 그냥 가상의 캐릭터
일 뿐이라고 말하고 그냥 잊어버리라고 이야기 해주어도 벤
은 이 생각이 떠나지 않는 것 같습니다. 이런 일이 계속되자
벤은 동생과 침실을 같이 써야 했고, 벤이 이런저런 걱정 때문
에 밤에 잠드는 데 시간이 너무 오래 걸려 이제 동생의 잠까
지도 방해하고 있습니다.

분리 불안

어떤 아이들은 부모나 다른 보호자와 떨어져 있게 되는 것
을 지독히 어려워합니다. 이는 종종 보호자와 분리되면 다시
는 볼 수 없을 것이라고 생각하여 아이가 두려워 하기 때문입
니다. 또한 아이와 보호자가 떨어져 있을 때 아이는 자신에게
어떤 해가 가해지거나(예, 납치나 상해) 보호자에게 안 좋은

일이 닥칠 것이라는 두려움 때문일 수 있습니다. 이러한 두려움으로 아이는 학교 가기, 친구 만나기, 방과 후 활동 또는 친구네 집에서 자고 오기 같은 또래 아이가 하는 일련의 활동에 참여하는 것이 어려워질 수 있습니다.

무함마드 (7세)

무함마드가 어려워하는 일이 많지만, 내게 가장 힘든 것은 취침 시간인 것 같습니다. 무함마드가 잠들 때까지 무함마드 엄마나 아빠는 아이와 함께 있어야 합니다. 우리는 모든 것을 다 해 보았다고 생각합니다. 우리는 무함마드가 자기 방에서 못 나오게 하고 울게 내버려 두었지만 무함마드가 너무 흥분해서 상황을 악화시키는 것처럼 보였습니다. 우리는 무함마드가 있기 좋게 방을 멋지게 꾸몄습니다. 이러한 것 중 어느 것으로도 달라지지 않았습니다. 결국 우리 중 한 명이 무함마드 방에서 책을 읽어주고 잠들 때까지 침대에 같이 누워 있어야 하는 지경까지 되었습니다. 결국 우리도 꽤 자주 녹초가 되어 저녁 시간에는 아무 것도 할 수가 없었습니다. 그리고나서 우리가 마침내 잠자리에 들고나서, 깰 때 쯤이면 무함마드가 또 한밤에 몰래 들어왔다는 것을 알게 됩니다. 우리 중 아무도 잠을 충분히 자지 못하고 있다는 사실이 다른 모든 것에게도 문제가 되고 있다고 생각합니다. 또한, 이 중 중요한 문제는 물론 학교입니다. 무함마드는 올해 학교를 많이 결석했음에도, 아이가 학교를 너무 어렵게 생각했기 때문에 우리는 아이에게 가라고 더 이상 계속 강요할 수가 없습니다. 매일 그렇게 심한 스트레스를 겪는 것은 아이에게 좋지 않을 것입니다. 저는 10년 후의 무함마드를 상상하려고 합니다. 그때는 무함마드가 우리 침대에 들어올 리가 없습니다. 뭔가 조치를 취해야 합니다.

소아에서 불안 증상이 얼마나 흔한가?

불안증은 소아-청소년들이 경험하는 가장 흔한 형태의 정서적 및 행동적 문제입니다. 연구에 따르면 전 세계 소아의 약 6.5%가 '불안장애' 진단 기준을 충족하는 것으로 추정됩니다. 이는 심한 고통으로 이어지거나 나이에 걸맞은 기회를 놓치게 만드는 불안 수준을 의미합니다. 즉, 소아 20명 중 1명 이상이 일상 생활에 방해가 되는 불안 문제를 가지고 있을 수 있습니다. 특정 유형의 불안 장애와 관련하여 결과는 연구마다 다르지만 공포증은 소아의 4분의 1까지 영향을 미치는 것으로 밝혀졌으며 분리불안장애와 같은 불안 장애는 소아 5명 중 1명까지 영향을 미칠 수 있습니다. 분리불안장애는 청소년보다 소아에서 더 흔히 나타나고 사회불안장애는 소아보다 청소년에게 더 흔합니다.

아이들의 생활에서 불안의 영향

사회 생활에서의 영향

무함마드

무함마드는 이제 친구들 집에 놀러가서 자고 오기도하고 캠프 같은 곳으로 떠나는 나이입니다. 우리는 무함마드를 방과 후 축구 클럽에 데려가려고 노력했지만, 아이는 항상 제 곁에 있을 수 있다는 것을 확인하여야만 가입할 것입니다. 아이는 다음 학기에 3일 밤을 머물게 될 '수학여행'을 앞두고 있습니다. 아마 못 갈 것 같아요. 아이가 정말 놓치고 있는 것이 많은 것 같고, 엄마나 아빠가 꾸물거리다가 아이가 나이가 들면 친구들이 관심을 주지 않을까 걱정됩니다.

특정 불안증이 사회 생활에 대한 소아 발달에 어떻게 영향을 미칠 수 있는지는 쉽게 알 수 있습니다. 어린 시절 내내, 또래관계는 아이들이 지속적인 사회관계를 형성하기 위해 알아야 할 것을 생활화하는 데 필수적입니다. 이는 또한 아이들이 겪게 되는 많은 일들이 아주 일반적이라는 것을 아는 중요한 판단의 기준점을 제공합니다.

또한 물론 친구들은 즐거움을 주고, 새로운 경험을 시도하도록 서로를 격려하고 동기를 부여합니다. 소아-청소년기를 거치면서 또래 관계는 끊임없이 변화하고 있습니다. 불안 때문에 아이가 학교나 다른 사회적 기회에서 친구들로부터 멀어지게 될 때 악순환이 생길 수 있는데, **그림 3-1**에 표시된 바와 같이 친구 그룹안에서 일어난 변화로 아이가 다시 또래관계에 끼지 못하게 되기 때문입니다.

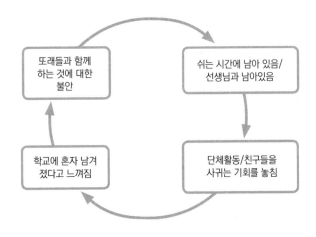

그림 3-1. 아이가 학교에서 누구와도 안 어울리려고 할 때 생기는 악순환

학업 성과에서의 영향

불안증이 있는 아이가 없는 아이보다 똑똑하지 않은 건 아니지만 불안증이 있는 아이는 학업에 어려움이 더 많은 경향이 있습니다. 불안으로 잠재력을 최대한 발휘하지 못하기 때문일 수 있습니다. 다시 말해서, 도움을 구하지 않거나 새로운 정보를 집중하고 받아들이는 데 어려움을 겪거나 심지어 교실에서 걱정으로 수업에 빠지는 것이 학교에서의 문제로 이어지고, 이는 결국 다음 **그림 3-2, 3**에서 보듯 일을 잘 해낼 수 있을

지에 대한 불안이 더 커지는 악순환으로 나타날 수 있습니다.

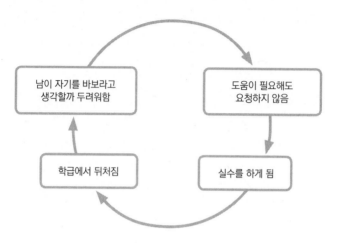

그림 3-2. 아이가 학교에서 도움을 구하는 것을 불안해 할 때 생기는 악순환

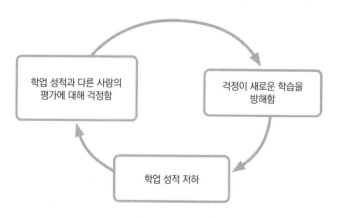

그림 3-3. 불안이 학교에서 기억력과 집중력을 방해할 때 생기는 악순환

레일라

레일라는 지금 학교에서 심각한 문제를 겪고 있습니다. 레일라는 자주 아프다고 하여 다른 아이들보다 학교를 더 많이 결석한다는 사실은 좋은 출발이 아닙니다. 레일라는 항상 학교에서 지내기 힘겨워 했지만, 선생님에게 도움이 필요하다는 것을 절대 알리지 않기 때문에 필요한 도움을 받지 못해서 학교 생활은 지금 점점 더 나빠지고 있습니다. 레일라는 또한 자기가 잘못할 까봐 잔뜩 걱정하여 선생님이 무엇을 시켰는지 잊어 먹는다고 말합니다.

기분에 대한 영향

심각한 불안증을 겪는 아이 중 일부는 일상 활동에 대한 흥미 상실, 눈물을 흘리거나 자극에 쉽게 화를 내거나, 무가치한 느낌, 식욕 부진 및 수면 문제와 같은 신체적 증상 등의 우울 증상도 같이 나타납니다. 모든 아이(성인도 마찬가지로)가 가끔 기분이 저하되지만 이런 종류의 감정이 2주 이상 지속되고 이런 우울한 기분에서 자녀를 끌어 올리는 것이 불가능해 보인다면 이 문제를 해결하는 것이 중요할 것입니다. 이 책의 2부에서 설명하는 전략은 생활에 유용한 기술이며 경증에서부터 중등도의 우울한 기분을 극복하는 데 도움이 될 수 있습니다. 이 전략이 자녀에게 적용되는 경우, 부모는 아이가 두려움이나 걱정을 극복하도록 도와주어 아이는 자신에 대해 더 좋게 느끼기 시작하고 성취감을 느끼는 활동에 더 많이 참여할 수 있음을 여러분은 알게 될 것입니다. 그러나 자녀가 극도로 위축되고 동기 부여가 부족한 경우 소개할 전략 중 일부는 적용하기 어려울 수 있습니다. 이럴 경우 의사를 방문하여 부모와 자녀가 이 프로그램을 시작하기 전에 기분을 개선하는 데 도움이 되는 더 전문적인 지원을 받을 수 있는 방법을 논의하는 것이 좋습니다.

벤

벤은 세상의 무게를 혼자 어깨에 짊어진 것 같습니다. 벤이 웃는 모습을 본 적이 없는 것 같습니다. 어린 아이가 그런 마음을 가졌다고 생각하니 정말 안타깝습니다. 그 또래의 다른 아이들은 아무렇지 않게 웃고 농담을 하는 것 같습니다. 저는 벤도 그렇게 될 수 있기를 바랍니다.

자녀가 이 문제에서 성장하면서 벗어날 수 있을까?

불안장애 소아의 경과를 추적한 연구에서는 증상이 몇 년 동안 지속되는 경향을 보고하고 있습니다. 불안 증상은 아이들의 사회 생활, 학업 성적 및 기분에 영향을 미칠 수 있기 때문에 더욱 심각할 수 있습니다. 반면에, 소아 불안 치료의 성공률이 매우 높다는 점에 방점(傍點)이 있습니다. 이것의 분명한 의미는 자녀가 불안증을 겪고 있다면 이를 인식하고 처리하는 것이 중요하다는 것입니다.

핵심 포인트

- 소아 중 약 5-10%가 불안 장애 기준을 충족합니다.
- 소아의 흔한 불안 장애는 분리불안장애, 사회불안장애 및 범불안장애, 그리고 특정 공포증입니다.
- 두려움과 걱정은 자녀의 사회 생활, 학업 성적 및 기분에 영향을 줄 수 있습니다.
- 많은 아이가 이 책에서 설명하는 것과 같은 지원을 통해 불안 문제를 극복합니다.

제 4 장

두려움과 걱정은 아이에게 어떻게 발생하는가?

벤

벤은 항상 걱정이 많은 아이였습니다. 그는 항상 최악의 상황을 생각하고 두려워하는 것 같습니다. 저는 같은 또래 다른 아이들을 보았지만 그 아이들은 그렇게 생각하지 않는 것 같았습니다. 저는 무엇이 그렇게 만들었는지 많이 생각했습니다. 한편으로는 벤은 항상 조금 이런 식이었던 것 같았습니다. 벤이 아기였을 때도 안절부절 못했고 안심하기가 정말 어렵다는 것을 알았습니다. 벤을 밤에 재우는 일은 항상 정말 힘든 일이었습니다. 우리 가족 중에도 걱정을 많이 하는 사람들이 있으니, 그것도 한 몫 하리라 생각합니다. 벤은 또한 지금까지 자라면서 힘든 일이 많았습니다. 1년 안에 매우 좋아했던 할머니, 할아버지가 돌아가셨고, 벤은 매우 슬퍼했습니다. 하지만 나 또한 '우리가 한 일일까?', '우리가 어떻게 하다 벤이 이렇게 되도록 만들었을까'라고 생각하지 않을 수 없습니다.

저자와 상담한 대부분의 부모는 자녀가 두려움과 걱정으로 어려움을 겪는 이유를 더 잘 이해하고 싶어했습니다. 이는 부분적으로는 자녀가 두려움과 걱정을 극복하도록 돕고 싶기 때문이지만 때로는 부모가 자녀의 불안에 대해 어떤 식으로든 책임이 있다고 생각하기 때문이기도 합니다. 부모는 확실히 자녀가 특정 상황에서 얼마나 불안해하는지 또는 그렇지 않은지에 영향을 미칠 수 있습니다(그렇지 않다면 이와 같은 책은 의미가 없을 것입니다!). 그러나 아이의 두려움과 걱정이 한 가지 원인으로 인해 발생하는 경우는 드뭅니다. 아이의 불안 수준과 불안이 얼마나 아이의 생활을 저해하는지는 일반적으로 다양한 영향의 결과입니다. 이 장에서는 가장 흔한 원인에 대해 설명합니다: (1) 유전학 및 유전적 성격 특성, (2) 다른 사람과 특정 생활 사건에서 배운 것을 포함한 학습 경험.

유전적 영향

우리 모두는 부모로부터 특정한 신체적 특성을 물려받는다는 것은 잘 알려져 있습니다. 예를 들어, 눈 색깔, 머리 색깔, 키, 기타 신체적 특징입니다. 심리적 특성도 마찬가지입니다. 우리는 급한 성미를 보이거나, 충동적이거나 느긋한 성향을 물려받기도 합니다. 자녀가 반응하는 많은 방식(정서면이나 행동면)이 부모나 가족 중 다른 사람들이 반응하는 방식

(또는 부모가 어렸을 때 한 반응)과 닮았다고 느낄 수 있습니다. 이제 '불안은 집안 내력이다'라는 것도 잘 알려져 있습니다. 불안증 아동의 가족을 평가한 연구에서는 일반의 경우보다 부모와 형제자매에게서 불안 비율이 더 높게 나타나는 경향이 있었습니다. 일반적으로 아동기 불안에 유전적 영향이 있다는 연구 결과가 있습니다. 추정치는 연구마다 다르지만 범불안에 미치는 영향의 약 1/3은 유전에 의해 나타나는 것으로 보입니다. 간단히 말해서 불안은 유전적 부분과 환경적 경험으로 인해 발생합니다.

불안 발생에 있어서 유전적 영향과 환경적 영향

유전적 영향

자녀와 부모 모두 훌륭한 축구 선수일 수 있지만 일반적으로 이런 것으로 축구 능력이 '가족 유전자'에 있다는 것을 의미한다고는 생각하지 않습니다. 그러나 축구에 능숙하도록 한 다른 특성(예, 힘, 스피드 및 민첩함)은 적어도 부분적으로 유전될 수는 있습니다. 비슷한 방식으로 불안이 가족 내력이 될 가능성이 있습니다. 특정 불안 장애가 유전되기보다는 삶의 어느 시점에서 매우 불안해지게 만드는 특정 특성을 물려받을 가능성이 높습니다. 유전되는 두 가지 가능성은 (1) 몸이 위협에 반응하여 얼마나 행동으로 나타나는 경향이 있는지(아기가 소음에 얼마나 놀라는 경향이 있는지), (2) 감정적 반응의 범위가 어떤지(예, 아기가 어느 정도로 괴로워하는 경향을 보이는 지)로 나타날 수 있습니다.

환경적 요인

이 시점에서 부모는 '아이가 이렇게 태어났다면 그것을 바꾸는 게 가능할까?'라고 생각할 수 있습니다. 이것은 일반적인 반응입니다. 그러나 우리가 아는 것처럼 유전으로 아이에게 두려움이나 불안으로 문제가 나타나는 것에 대해 모두 설명 할 수는 없습니다. '걱정이 많은 가정'에서 태어났지만 자신은 과도한 두려움이나 걱정을 겪지 않는 아이들이 많이 있습니다. 마찬가지로, 불안해 하는 자녀와는 달리 조금도 불안해 보이지 않는 형제나 자매가 있을 수 있습니다. 또한 아기 때는 쉽게 화를 내고, 유아기에는 안정하지 못하고, 내성적인 것처럼 보였지만 두려움이나 걱정으로 아무런 문제를 겪지 않는 아이들도 많이 있습니다. 분명히 아이가 성장하면서 겪는 경험은 두려움과 걱정이 발생하는 방식에 결정적인 영향을 미칩니다.

부정적 생활 사건

무함마드
무함마드의 생애 초기는 좋지 못했습니다. 너무나 많은 일들이 있었기 때문입니다. 저는 무함마드가 아기였을 때 무함마드의 친부와 헤어졌고, 무함마드는 평생 동안 아빠와 정기적으로 만나지 못했습니다. 무함마드의 성장 과정 중 대부분을 저는 다른 남자와 동거를 해왔고 무함마드는 그를 '아빠'라고 생각하지만 그 남자는 직장 관계로 많은 시간을 떨어져 지내야 했습니다. 또한 경제적인 문제를 포함하여 여러 가지 이유로 꽤 많이 이사해야 했고, 그로인해 가족에게 상당한 스트레스가 있었고 무함마드는 학교를 옮기면서 오랜 친구들과 헤어졌습니다. 제가 무함마드라도 저도 불안할 것 같습니다.

위에서 말했듯이 많은 부모들이 자녀가 항상 무서워 하거나 걱정을 많이 하는 아이 같아 보인다고 보고합니다. 그러나 그들은 또한 특정한 삶의 사건 이후 두려움이나 걱정이 더 악화되거나 더 많은 혼란을 야기하기 시작했다고 자주 말합니다. 많은 두려움과 걱정을 경험하는 사람들이 그들의 삶에서 더 많은 스트레스 사건을 경험했는지 여부를 확실히 아는 것은 어렵습니다. 그 이유는 스트레스 사건이 덜 불안한 사람에게 미치는 영향보다 같은 사건이 불안한 사람에게 훨씬 더 큰 영향을 미칠 수 있기 때문입니다. 그러나 마찬가지로 어떤 아이들에게는 어려운 일을 겪으면서 회복력을 키우는 데 때때로 도움이 될 수 있습니다. 비슷한 어려운 삶의 경험을 겪었지만 완전히 다른 방식으로 반응한 두 아이를 생각할 수 있습니다. 아이의 두려움과 걱정에 미치는 스트레스 경험의 영향은 경험 자체 하나만이 아닌 다른 요인에 달려 있는 것 같습니다. 여기에는 불안에 대한 아동의 유전적 취약성뿐만 아니라 아이가 주변 사람들로부터 학습하는 것과 같은 다른 환경적 영향도 포함될 수 있습니다.

보고 배우기

어릴 때부터 아이들은 주변 사람들을 보면서 배웁니다. 아이들은 부모나 양육자, 형제자매와 같이 그들과 가까운 사람들을 관찰함으로써 얻는 정보에 가장 많이 좌우될 가능성이 높습니다. 세상에서 살아남기 위해서는 아이들은 잠재적인 위험과 유해로부터 거리를 두도록 하는 방식을 배우는 것이 필수적입니다. 이런 과정은 매우 분명한 장점이 있습니다. 단점은 아이들이 가까운 사람들로부터도 도움이 되지 않는 반응도 배울 수 있다는 것입니다. 연구에 의하면 불안 경향이 있는 소아는 주변 사람의 반응에 심하게 주의를 기울이는 것 같고 느긋한 아이보다 사람들의 반응에 더 쉽게 영향을 받는다고 하였습니다. 다시 말해, 우리는 아이 앞에서 매우 불안한 방식으로 행동할 수 있는데 어떤 아이에게는 영향을 미치지 않을 수 있는 반면, 불안 성향이 더 많은 소아는 우리의 반응에 더 민감하고 이를 잠재적 위협의 근거로 받아들일 가능성이 더 큽니다. 이것은 불안해하는 자녀를 둔 부모들에게 특별히 어려운 일일 수 있습니다.

레일라

저는 레일라가 두려움을 극복하도록 돕기 위해 최선을 다하고 있지만 항상 매우 좋은 모범을 보이지는 않는다는 것을 알고 있습니다. 예를 들어, 레일라를 데리고 학교 갈 때 저는 그것이 정말 힘들곤 했습니다. 학교에는 여러 부모들이 있었고 부모들은 모두 서로를 아는 것 같았습니다. 그 상황에서 저는 고개를 숙이고 최대한 빨리 들어갔다 나오려고 했습니다.

부모는 보통 자기가 두려움과 걱정을 느끼면 이를 자녀에게 감추기 위해 의식적인 노력을 합니다. 그런데 아이(특히 불안 성향이 있는 소아)는 양육자의 반응에 매우 민감하며 무언가 잘못되었다는 미묘한 징후를 매우 잘 포착할 수 있습니다. 예를 들어 조(16장에서 논의됨)는 개를 무서워합니다. 조의 아빠도 개를 좋아하지는 않지만 조에게 이러한 두려움을 숨기려고 노력합니다. 만약 조의 아빠가 조와 함께 길을 걷고 있을 때 둘을 향해 오는 큰 개를 보더라도 아빠는 무서워하는 것을 조가 보게 될 상황에 놓이지 않도록 아빠는 두려움을 억누르고 침착하게 길을 건널 것입니다. 그럼에도 불구하고 둘이 길을 건너면서 조는 개는 멀리해야 할 만한 충분한 이유가 있다는 메시지를 아버지로부터 받았습니다.

다른 사람의 반응으로부터 배우기

위에서 설명한 바와 같이, 불안해 하는 많은 아이들은 당연히 다른 아이들보다 더 두려워하고 있거나 혹은 그들이 대처하기 어려운 경험을 했을 수도 있습니다. 따라서 부모는 자신의 과거 경험을 바탕으로 자녀가 어떻게 대처할지 걱정하고 자녀가 힘들게 되지 않도록 최선을 다하는 것은 당연한 일입니다. 예를 들어, 부모는 무심코 자녀가 두려워하는 상황을 피하도록 부추길 수 있습니다.

벤

벤이 생일에 런던에 가자고 했다면 저는 어떻게 했을까요? 놀래 자빠졌을 것입니다! 음, , , 아니, 벤이 그렇게 하길 원했다면 정말 기뻤을 것 같습니다. 하지만 그가 해낼지는 꽤 의심스럽습니다. 벤이 원한다고 말할 수도 있지만 시간이 다가올수록 그것에 대해 걱정하기 시작하고 결국 자기 생일을 망칠 것입니다. 벤이 그 이야기를 꺼냈을 때 제가 할 수 있는 일은 다른 것을 제안하는 것뿐이었던 것 같습니다-대중교통을 이용하거나 위험하다고 생각할 수 있는 어떤 것도 할 필요가 없는 동네에서 무얼 하라고.

마찬가지로, 자녀가 잠재적으로 어려운 상황에 처하게 되면 부모는 무심코 자녀에게 두려움을 증폭시키는 방식으로 반응할 수 있습니다. 예를 들어, 조가 개를 쓰다듬을 때 아빠는 미소를 지으며 편안해 보이나요? 아니면 걱정스럽거나, 심각하거나 불편해 보이나요? 레일라가 학교 수업 중 책을 읽을 때, 엄마는 고개를 끄덕이며 편안하고 레일라의 능력에 뿌듯해 하는 모습으로 앉아 있나요? 아니면 가장자리에 앉아 손을 비비고 레일라가 어떻게 잘 해낼지 걱정하고 있나요?

이것의 문제는 불안한 아이는 다른 사람이 하는 일을 쳐다 볼 뿐만 아니라 다른 사람이 자신이 하는 일에 어떻게 반응하 는지도 지켜본다는 것입니다. 불안 성향의 소아에게는 위에 서 설명한 것과 같이 부모의 반응이 나쁜 일이 곧 일어날 수 있거나 부모가 자신의 대처 능력에 대한 자신감이 부족하다 는 것을 암시할 수 있습니다. 부모가 꼭 앞선 사례처럼 분명한 방식으로 행동한다고는 할 수 없습니다. 그러나 부모는 의도 하지 않게 자녀가 두려움을 피하도록 부추기거나 아이의 불 안을 해결하려고 개입하거나 또는 많은 안심을 제공하여 자 녀의 고통을 줄여 주려고 합니다. 우리가 설명했듯이, 이 모든 것은 괴로워하는 아이에 대한 완전히 자연스러운 반응이고 부모는 자녀를 보호하도록 진화되었으므로 아이를 안전하게 지키고 고통을 덜어주려는 이러한 욕구는 매우 강합니다!

불안을 일으키는 상황을 피하고 아이를 벗어나게 하면 단 기적으로는 이 목표를 달성할 수 있습니다. 문제는 이러한 정 상적이고 자연스러운 부모의 모든 행동이 장기적으로는 새 로운 상황을 시도하는데 매우 불안해하는 아이가, 이러한 상 황을 다루는 기술을 개발하고, 관련된 걱정과 두려움을 극복 하는 것을 방해할 수 있다는 것입니다. 이것이 보통 불안한 자녀를 둔 부모에게서 가장 큰 어려움입니다(아이의 두려움 과 걱정은 부모의 보호 본능을 자극하여 특정 방식으로 반응 하게 만들 수 있지만, 아이는 불안하기 때문에 이러한 반응에 더 주목합니다). 그래서 불행히도 이러한 자연스러운 부모의 반응은 결국 자녀의 불안이 계속되게 만듭니다. 따라서 이런 일이 언제 발생하는지를 아는 것이 정말 중요합니다(그리고 때때로 우리는 자연적인 보호 욕구를 참고 아이들이 '한번 해 보기' 할 수 있도록 노력해 볼 필요가 있습니다).

대처 경험

두려움을 극복하기 위해 아이들은 자신의 불안한 예측(예를 들어, 나쁜 일이 생기거나 불안한 감정을 처리할 수 없게 될 것 같은)을 시험하고 자신이 이러한 상황에 대처할 수 있다고 학습할 기회가 필요합니다. 자녀가 불안하게 되는 것에 대해 부모가 극도로 염려하고 보호하고 싶을 때 아이는 두려움을 시험하고 도전으로 배울 기회를 많이 얻지 못할 수 있습니다.

레일라

레일라가 유치원에 다니기 시작했을 때 레일라는 그런 경험이 처음이라 정말 힘들어 했습니다. 레일라가 아기였을 때 저는 레일라가 그룹에 참여해서 무엇을 얻을 수 있을지 알 수 없었습니다. 엄마들끼리 모일 수 있는 기회가 더 많을 것 같았는데 저는 그런 게 별로 편치 않아서 잘 안 가는 편이었습니다. 레일라가 나이 들면서 유아기, 그리고 그 이후에 우리가 많은 사람들이 있는 상황에 처하게 되면 아이는 너무 힘들어 해서 멀리하는 것이 더 나을 것 같았습니다. 레일라는 확실히 그곳에 있는 것을 좋아하지 않았고, 내내 저에게 달라붙어 있었기 때문에 그것이 도움도 되지 못했습니다.

레일라 엄마의 반응은 이해할 수 있고 부모의 불안과 예상뿐만아니라 우리가 어떻게 태어났는지가 우리가 가지고 있는 경험의 원인일 수 있는 또 다른 관점을 보여줍니다. 레일라의 경우, 나이가 들어가면서, 아이는 너무 소심한 아이였기 때문에 사회 활동에 데려가는 것이 고통스럽기만 했습니다. 그러나 불행하게도, 이는 아이가 무리에 있는 것을 경험하고, 그것들을 즐기는 법을 배우고, 그것들에 대처하는 기술을 개발할 기회가 거의 없다는 것을 의미했습니다.

그렇다면, 무엇이 우리 아이를 그렇게 불안하게 만들었을까?

지금까지 각 장에 제시된 정보는 이 질문에 대한 명확한 답이 없음을 보여줍니다. 다양한 요인들이 아이들의 두려움과 걱정에 영향을 미치며, 이러한 요인은 각각 다른 요인에 영향을 미칠 수 있습니다. 그러나 자녀가 두려움과 걱정을 갖게 되었다면, 지금 가장 중요한 질문은 무엇이 이러한 두려움과 걱정을 야기시켰는지가 아니라 무엇이 그러한 두려움과 걱정을 계속하도록 하느냐 일 것입니다. 이것을 생각하는 한 가지 방법은 진흙 속에 갇힌 차와 같습니다. 일단 차가 갇히게 되면 우리는 애초에 갇히게 된 차가 어떤 길을 택했는지보다는 어떻게 차를 빼낼 지에 초점을 맞출 필요가 있습니다. 이것이 다음 5장의 핵심입니다.

핵심 포인트

- 불안은 보통 가족력이 있습니다.
- 불안은 다양한 요인에 의해 발생합니다.
- 두려움과 걱정을 하는 경향이 있는 아이는 특히 어려운 생활 사건이나 다른 사람의 반응에 영향을 받을 수 있습니다.
- 부모/보호자가 자녀를 보호하고 싶어하는 것은 정상이지만, 이는 자녀에게 '한번 해보기'의 기회를 주는 것과 균형을 이루어야 합니다.

제 **5** 장

왜 아이들은 두려움과 걱정을
계속 하는가?

사라

사라는 거미가 있을 수 있다고 생각되면 엄마, 아빠 중 한 명을 자신의 방으로 들어가게 해서 확인하고 치우라고 하기 때문에 실제로는 거미를 볼 일이 없습니다. 만약 사라가 거미를 본다면 가능한 한 빨리 도망갈 것입니다. 사라는 거미가 자기 팔에 기어올라갈 거라는 생각만 가지고 있습니다. 저는 그럴 가능성이 거의 없다고 생각하고 사라에게 틀림없이 사라가 거미를 무서워하는 것보다 거미가 사라를 더 무서워할 거라고 말했습니다. 하지만 사라는 그냥 도망치기 바쁘기 때문에 거미가 무해하다는 것을 결코 알 수가 없습니다.

악순환

두려움과 걱정의 핵심 관건은 악순환입니다. 1장에서 우리는 불안의 세 가지 주요 측면을 설명했습니다. (1) '나쁜' 일이 일어날 것이라고 예측하는 것, (2) 신체 변화, (3) 회피 및 안전을 쫓는 행동. 이는 불안 그 자체를 구성하는 핵심 요소입니다. 또한 이 요소들은 서로를 계속 유지하도록 작동합니다. 예를 들어, **그림 5-1**에서 볼 수 있듯이 사라가 거미와 우연히 마주쳤을 때 첫 번째 드는 생각은 '거미가 내 팔을 기어 올라갈 거고, 난 기겁할 거야'입니다. 이후 사라의 심장은 빠르게 뛰기 시작하여 나쁜 일이 일어날 것 같은 더 많은 근거가 됩니다. 당연히 사라는 도망치려 합니다. 또한, '아 다행이다, 내가 도망가기를 잘 했지, 아니면 그 거미가 내 팔에 기어 올랐을 거야'라고도 생각합니다. 다음에 사라가 거미를 만나면 같은 일이 다시 일어납니다.

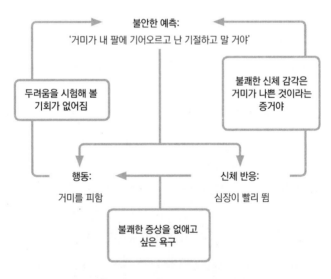

그림 5-1. 촉발 요인: 사라가 거미를 봄

불안 예측의 이면

사람들은 두려움이나 걱정이 있을 때 일반적인 두 가지 유형 사고 중 하나 또는 모두를 가질 가능성이 높습니다. 첫 번째는 위협과 관련된 생각입니다. 사람들은 불안을 경험할 때 나쁜 일이 일어날 가능성을 *과대평가*하는 경우가 많습니다. 예를 들어, 그런 사람은 틀림없이 시험을 잘못 볼 거라고 생각합니다. 두 번째는 대처에 대한 생각입니다. 매우 불안한 사람들은 일어날 수 있는 일에 대처하는 자신의 능력을 *과소평가*하는 경향이 있습니다. 즉, 그런 사람은 자신이 대처할 수 없을 것이라고 예측합니다. 예를 들어, 시험 볼 때면 공황이 생기어, 포기하고, 울기 시작할 것이라고 예측합니다.

이러한 방식으로 생각하면 주변에서 우리의 생각과 일치하는 일만 일어나고 있음을 알아차리고, 우리 생각과 일치하지 않는 일들은 알아채지 못하거나 무시하기 때문에 새로운 학습을 방해할 수 있습니다. 우리 모두는 이런 식으로 새로운 정보를 필터링하는 자연스러운 경향을 가지고 있습니다. 그러나 문제는 그것이 도움이 되지 않는 생각을 지속시키고 우리가 새로운 것을 배우는 것을 막을 수 있다는 것입니다. 예를 들어, 운전할 때 모자를 쓰는 사람은 형편없는 운전자라고 굳게 믿는 사람이 있다고 상상해 봅시다. 그는 운전 중 모자를 쓰고 있는 사람을 발견할 때마다 그들이 저지를 지 모를 실수를 경계합니다. 그 사람이 운전 실수를 저지르는 것을 보지 못했더라도 그는 이 정도의 증거는 무시하고 그 운전자가 그 시간만큼은 정말 열심히 집중하고 있었기 때문이고 대부분은 정말 끔찍한 운전자라고 결론을 내립니다. 다른 운전자들도 실수를 할 수 있지만 그런 것에 특별한 주의를 기울이지 않기 때문에 실수를 알아차릴 가능성이 적습니다.

두려움은 정확히 같은 방식으로 작동합니다. 우리의 관심이 두려움을 더 분명히 해주는 것에만 주목하고 기억하는 데 확고히 집중되어 있고 두려움에 맞지 않는 것에서는 멀어집니다. 만약 우리의 두려운 믿음과 반대하는 예를 보더라도, 그것을 근거로 여기지 않을 이유를 생각해 내기 때문에 우리는 그 것으로부터 새로운 것을 배우지 못할 수도 있습니다. 최근의 연구는 사춘기 이전의 많은 아동이 세상을 위협적인 방식으로 보는 경향이 있다고 제안했지만(예를 들어, 동물은 위험하다고 예측하는 것), 이것은 아동이 나이가 들수록 감소하는 것으로 보입니다. 아동이 불안을 느끼는지 아닌지를 결정하는데 특히 중요한 것처럼 보이는 것은 대처할 수 있는 것에 대한 아동의 생각입니다. 최근 연구는 어려움에 대처할 수 있는 사람으로서 자신을 바라보는 시각을 기르는 것이 아이가 불안으로 어려움에서 회복하는 데 특히 중요할 수 있다는 것을 시사합니다.

신체 변화의 이면

이전 사례에서 무함마드와 레일라가 가지고 있는 불안한 생각을 고려할 때 아이들이 두려움을 느끼고 심장이 두근거리고 손에 땀이 나고 배가 아픈 것과 같은 두려움의 신체적 증상(아파요, 배가 아파요)을 경험하는 것은 전혀 놀라운 일이 아닙니다. 이러한 종류의 증상은 불편하고 놀라게 만들고 더 많은 불안을 유발할 수 있습니다. 아동이 신체적 변화를 (1) 불길한 일이 일어나고 있다는 증거, (2) 신체에 심각한 문제가 생겼다는 징후, 또는 (3) 견디기에 너무 불편한 것으로 해석한다면 그리고 나서 아이는 훨씬 더 두려움을 느끼고 이런 종류의 반응을 가져올 수 있는 상황을 피하고 싶어할 것입니다.

즉, 아이는 두려움의 신체적 증상을 두려워하기 시작합니다. 신체적 변화는 또한 아이의 수행 능력에 영향을 미침으로써 두려움과 걱정을 증가시킬 수 있습니다. 예를 들어 레일라의 경우 떨림, 식은땀, 목에 메면 다른 사람 앞에서 말하기가 어려울 것입니다. 이를 느끼면 아이는 질문을 하는 것에 대해

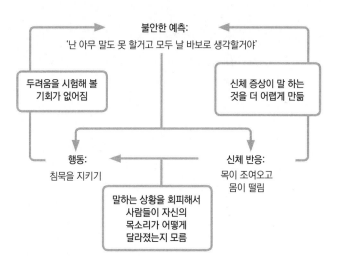

그림 5-2. 촉발요인: 레일라는 학급 앞에서 말을 해야함

훨씬 더 자신감이 없게 될 것입니다. 그러다가 말해야 할 때가 되면 그녀는 더욱 걱정하고 더 많은 신체적 증상을 경험할 것입니다. 프레젠테이션을 할 수 없다는 레일라의 두려움이 그녀가 가장 두려워했던 것, 즉 학급 앞에서 말할 수 없다는 것을 초래했을 가능성이 큽니다.

불안 행동의 이면

레일라와 무함마드가 가졌던 불안한 생각뿐만 아니라 경험한 불편한 신체적 감각을 고려할 때 아이들이 왜 그렇게 행동하는지가 너무 잘 이해될 수 있습니다.

회피

위협에 대한 자연스러운 반응은 거기서 벗어나는 것입니다. 단기적으로는 이것은 때때로 합리적인 해결책입니다. 하지만, 두려움에 직면하지 않음으로써, 사람은 그것이 정말로 자기가 두려워할 만큼 나쁜 것인지를 알거나 그것에 대처하는 방법을 배우지 못합니다. 학교를 쉬면서, 레일라는 발표를 하는 것에 대해 긴장하는 것이 아주 당연한 것을 알지 못했습니다. 많은 레일라 급우들도 두려움의 징후를 보였지만, 급우들은 이것을 비웃기보다는 이해하는 것처럼 보였습니다. 또한 레일라는 연습하고 또래들 앞에서 서서 말하는 것을 잘하게 될 기회를 얻지 못했습니다.

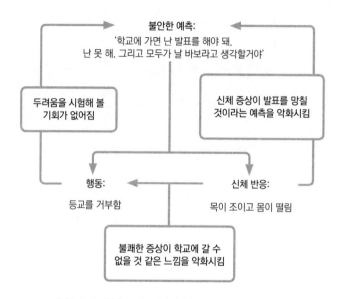

그림 5-3. 촉발 요인: 레일라 학교에서 발표를 해야 함

안전 추구 행동

아이들은 더 분명한 회피 행동뿐만 아니라 안전하다고 느끼게 할 수 있는 매우 특정한 방식으로 행동 할 수 있습니다. 이러한 '안전 추구 행동'은 미리 꼼꼼하게 준비하기, 항상 조력자를 곁에 두기, 토할 것 같은 경우를 대비해 항상 봉지를 들고 다니기, 말하기 전에 무엇을 말할지 속으로 리허설하기, 말할 때 머리카락으로 얼굴 가리기 등을 포함합니다. 아이의 마음속에 이러한 행동은 '나쁜 일'이 생기는 것을 멈추거나 (또는 방지하거나) 대처할 수 있도록 함으로써 아이가 안전하다고 느끼도록 도와줍니다. 실제로 그런 행동은 아이가 자기 경험에서 새로운 것을 학습하는 것을 막습니다. 이것에 대해

생각하는 한 가지 방법은 정원에 서서 공중에 종이 조각을 던지는 사람을 상상하는 것입니다. 옆에 있는 사람이 "왜 그래?"라고 물으면 "용을 쫓으려고" 대답하고, "그런데 용은 없어"라고 하면 "맞아"라고 대답합니다. 다시 말해, 때때로 우리가 자신을 안전하게 지키려고 하는 일들로 우리가 이미 안전하다는 사실을 배우지 못합니다.

벤은 점퍼를 가지러 위층으로 올라간 후 '형이 나랑 있었기 때문에 (그냥) 괜찮았어'고 결론내리는 **그림 5-4**의 벤의 사례에서 이런 상황이 나타나는 것을 볼 수 있습니다.

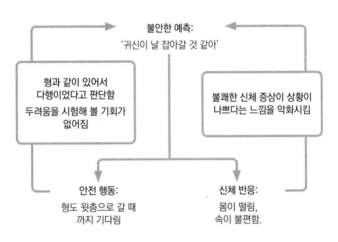

그림 5-4. 촉발 요인: 벤은 점퍼를 가지러 위층에 가야 함

안심 추구

회피 행동과 같이 누군가(보통 어른)에게 안심을 얻는 것은 그 순간에는 아이의 기분을 좋게 만들 수 있지만 아이가 계속해서 안심을 추구한다면 그것은 아이가 자신의 '두렵다는 믿음'을 다르게 생각하도록 이 정보를 사용하지 못하고 단기적인 안도감만 얻기 위해서 사용했다는 것을 의미합니다. 집을 나가기 전에 부모에게 "나가도 돼요?"라고 계속 묻는 아이를 생각해 보면, 아이는 결국 집을 나갈 수 있지만 다음에도 자기 불안을 스스로 관리할 수 있는 기술과 자신감을 갖기보다는 같은 안심을 얻어야 할 필요가 있습니다. 즉, 안심은

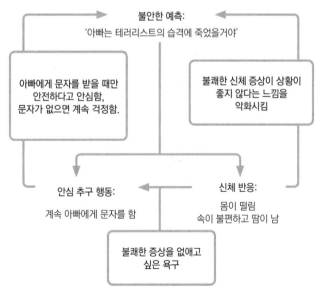

그림 5-5. 촉발 요인: 벤의 아빠가 직장에서 늦게 귀가함

나중에 더 많은 안심에 대한 의존도를 높일 수 있습니다. 이는 또 다른 악순환입니다. 이것의 또 다른 사례로 **그림 5-5**에서 벤에 대해 살펴볼 수 있습니다.

때때로 자녀를 안심시키는 것이 도움이 될 수 있으며 실제로 부모가 되어 자녀가 이전에 시도하지 않은 일을 하도록 격려하고 지원하는 데 중요한 부분입니다. 그래서 부모는 종종 우리에게 안심시키는 것이 언제는 옳고 언제는 옳지 않은 지 묻는데, 이것에 대해 생각하는 데 도움이 되는 방법은 자녀를 안심시키는 것이 자녀가 두려움을 시험해 볼 수 있는 새로운 일에 한번 해보기를 하도록 돕고 있는지 또는 그것이 실제로 회피를 조장하는지, 안전 추구 행동으로 작동하는지, 독립성을 제한하는지를 자문해 보는 것입니다. 몇 가지 예가 아래에 나와 있습니다.

새로운 학습 기회를 촉진하는 안심시키기:	새로운 학습 기회를 저해하는 안심시키기:
계속 해봐, 한번 해봐, 전에도 잘 했었잖아. 정말 잘 될 거야. 어떻게 되는지 잘 지켜보자. 잘 할 거라 믿지만, 잘 안 되더라도 다음 번에는 어떻게 해야 할지 방법을 찾을 수 있을 거야. 나는 네가 할 수 있다고 생각해. 네가 지난 주 수업에서 질문을 했을 때 너무 자랑스러웠어.	괜찮아. 엄마 여기 있어. 괜찮을 거야. 걱정하지마. 걱정하지마. 전부 괜찮을 거야. 너희 반 친구들이 절대 웃지 않을 거야. 선생님이 분명 친절하게 대해주실 거야.

다른 사람은 어떻게 반응하는가?

사람들이 아이에게 반응하는 방식에 따라 이러한 악순환에 분명히 차이를 만들 수 있습니다. 소아는 주변 사람들로부터 불안 감정과 행동을 학습할 수 있기 때문에 불안이 부분적으로 아이에게 어떻게 발생할 수 있는지에 대해 앞장에서 논의했습니다. 4장에서는 구체적으로 (1) 본보기로 학습하기, (2) 아이에 대한 사람들의 반응으로 학습하기, (3) 두려움에 직면하고 기술을 개발할 수 있는 제한적 기회를 갖는 것에 대해 설명했습니다. 불안이 덜 심한 아이는 이러한 행동에 영향을 덜 받지만, 불안이 더 심한 아이는 우리의 반응에 더 맞추려고 할 가능성이 높습니다. 따라서 부모나 다른 사람(다른 양육자, 형제자매, 선생님 등)이 여전히 이러한 방식으로 자녀에게 반응하고 있다면 이것은 또한 *두려움과 걱정을 계속 유지하는 데* 이유가 될 수 있습니다.

이에 대한 보기가 **그림 5-6**에 나와 있습니다. 빈번히 학교에 가는 것에 대해 괴로워하는 레일라의 경험을 고려할 때 레일라 엄마의 반응을 이해할 수 있습니다. 레일라가 학교에 갈 준비를 하기 시작했을 때 엄마는 레일라가 초조해질 거라는 걱정 때문에 예민해졌습니다. 엄마는 레일라에게 괜찮냐고 계속 물었고, 불행히도 이는 긴장하는 엄마의 모습과 무슨 일이 생길 것 같은 이유가 있을 수 있다는 메시지를 레일라에게 심어주었습니다! 학교에 갈 시간이 되었을 때, 레일라는 어떤 식으로든 상황이 나빠질 것이고 특히 남들이 자기를 어리석다고 생각하고 비웃을 만한 일을 할 것 같은 여러 두려움 때문에 극도로 불안해졌습니다. 레일라의 목은 조여왔고 떨렸습니다. 이 두 가지 증상 모두 매우 불편했고 남들이 이러한 증상을 주목하기 때문에 어리석게 보일 것이라는 레일라 걱정이 더해졌습니다. 당연히 레일라는 학교에 가기를 거부했지만 학교에 가지 않음으로써 레일라는 자신의 두려움을 테스트하고 지원을 받고 처리할 방법을 찾을 수 없었습니다. 결과적으로 레일라의 반응은 엄마의 불안한 예측에 대한 흔적이었습니다.

요약하자면, 아이 주변의 사람들이 두려움의 징후를 보이고 이를 회피하는 반응을 보인다면, 아이(특히 '공포심'에 맞는 정보에 민감한 소아)는 특정 대상이나 상황이 위협이 되고 대응하는 가장 좋은 방법은 그것을 피하는 것임을 배울 가능성이 높습니다. 마찬가지로, 양육자는 아이가 두려움에 직면하려고 할 때 어떤 염려를 가지고 반응하여 무서운 일을 만들지 말라고 할 경우, 이것은 또한 아이에게 두려워할 것이 있거나 대처할 수 없다는 메시지를 줄 수 있습니다. 이것은 다시 아이가 부딪히게 될 상황을 피하려고 하게 할 가능성이 더 높아질 수 있습니다. 마지막으로, 아이가 두려움에 직면할 기회를 얻지 못한다면 공포심을 테스트하고 문제를 독립적으로 처리하는 데 필요한 기술을 개발하는 데 필요한 정보를 얻지 못할 것입니다.

지금까지 자녀의 불안을 유지하는 요인에 대해 이야기했습니다. 52쪽의 **그림 5-7** 작업 계획표를 작성해 봅시다. 자녀

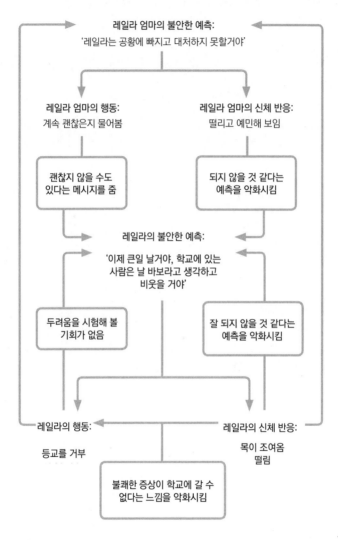

그림 5-6. 촉발 요인: 레일라 아침에 학교 갈 준비를 함.

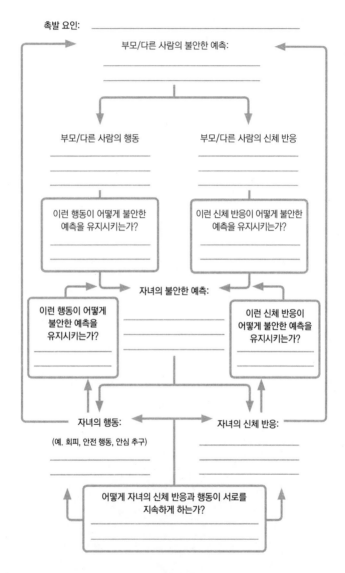

그림 5-7.

가 어려움을 겪었던 최근 상황에 대해 생각해 봅시다. 이러한 종류의 두려움을 유지시키는 것이 무엇인지 알아낼 수 있는지 확인합니다. 아이 주변의 다른 사람들의 반응도 중요하다고 생각되면 상단 단원도 완성합시다. 이 작업을 수행하는 데 어려움을 겪고 있다면 다음 장을 계속 읽은 다음, 자녀와 작업을 시작하기 전에 이 장으로 다시 돌아오시기 바랍니다.

악순환 끊기

이 책의 다음 단원의 중심 목표는 부모와 자녀가 두려움과 걱정을 지속시키게 하는 고리를 끊도록 돕는 것입니다. 구체적으로, 이 책에서는 자녀가 배워야 할 것이 무엇인지를 부모가 파악하고 자녀가 불안을 유발하는 예측을 시험대에 올려놓게 할 수 있는 방법을 안내할 것입니다. 이 장과 마지막 장에서 설명했듯이 부모는 부모 또는 양육자로서 자녀가 생각하고 행동하는 법을 배우는 방법에 큰 영향을 미칠 수 있습니다. 다음 장에서는 부모와 아이의 삶에서 중요한 사람이 아이의 불안에 대해 어떻게 반응하고 삶에 대한 새로운 접근 방식을 개발하도록 어떻게 지원하는지에 대해 부모가 주의를 기울이도록 도울 것입니다.

핵심 포인트

- 불안 문제가 있는 아이는 보통 나쁜 일이 일어나서 대처할 수 없을 것이라고 예측힙니다.
- 불안한 예측은 불안을 지속시킬 수 있습니다.
- 아이는 때때로 신체 감각을 두려워합니다.
- 회피는 아이가 자신의 불안한 예측을 시험해 보는 것을 방해할 수 있습니다.
- 다른 사람의 안심시키기와 불안한 반응은 아이의 불안 문제를 지속시킬 수 있습니다.

제 **2** 부

자녀가 두려움과 걱정을
극복하도록 돕기

제 **6** 장

이 책 사용법

2부에 대한 안내

많은 아이들이 언젠가는 두려움과 걱정으로 어려움을 겪으며, 가족들은 아주 흔히 이 문제를 아주 빠르고 쉽게 극복할 수 있습니다. 어떤 아이에게는 두려움이 단지 '발달 단계'인 것처럼 보입니다. 다른 아이에게는 두려움은 존재할 수 있지만 아이나 그 가족에게 특별한 문제를 일으키지 않고, 하고 싶은 일을 피할 필요가 없으며 아이는 두려움이 있다는 사실로 인해 괴로워하지 않습니다(예, 아이는 뱀을 두려워하지만 거의 마주할 리 없다). 그러나 다른 아이는 두려움이나 걱정이 더 오래 지속되거나 아이나 가족의 삶에 더 많은 혼란을 초래할 수 있습니다. 아이는 자주 괴로워하고 두려움 때문에 해야 할 일을 회피할 수 있습니다. 가족들은 아이의 고통을 최소화하기 위해 너무 열심히 노력하다 보면 하고 싶은 일을 계속할 수 없을 수 있습니다. 이러한 상황에서 많은 가족들은 전문적인 지원이 필요하고 가족이 이 도움을 구하고 받는 것이 중요합니다.

그러나 많은 가족이 방법을 안다면 이러한 어려움을 스스로 극복할 수 있습니다. 이 책은 자녀가 이러한 두려움과 걱정을 스스로 극복하도록 도울 준비가 되어 있지만 어디서부터 시작해야 할지 확신이 서지 않는 가족을 돕기 위해 고안되었습니다.

부모가 시작하기 전

왜 달라져야 하는가?

자녀와 부모 자신의 삶을 변화시키는 것에 대해 부모가 약간의 엇갈린 감정을 갖는다면 그것은 이해할 수 있을 것입니다. 불안해하는 아이를 돌보는 것은 그 자체로 괴로울 수 있고, 보통은 지치게 하며, 부모는 할 수 있는 만큼 그럭저럭 지내고 자녀의 고통을 최소화하기 위해 부모의 입장에서는 최선의 노력을 기울였을 것입니다. 틀림없이 부모는 이 프로그램으로 불가피하게 자녀는 두려움을 직면하게 될 것이라고 예상하였을 것입니다. 우리가 전에 말했듯이, 자녀를 보호하려는 진화적론적 충동은 매우 강해서, 약간의 불안과 고통을 경험하게 할 수 있는 일을 자녀에게 초기에 시작하게 한다는 생각은 상상하기 어려울 수 있습니다. 부모는 전에 이를 해 보았을 것이며 이것은 가치가 있어 보이기보다 더 낭패를 보앉을 것입니다. 혹시 부모는 그냥 계속해야 한다고 생각하고 있습니까? 자녀가 성장하면 불안에서 조금 나아지겠습니까? 혹시 그런 상황에 대해 무언가를 시도하면 오히려 상황이 악화될 수 있습니까? 이는 모두 무언가를 바꾸려는 생각에 대한 이해할 수 있는 반응입니다.

부모가 이 책을 읽고 있다면 자녀의 두려움이나 걱정이 어느 정도 심각한 방해가 되는 지점에 이르렀다는 것일 것입니다. 많은 경우에 아이들은 불안의 초점은 바뀔 수 있지만 불안 문제에서 벗어나지 못합니다. 하지만 이 책의 원칙을 따르면 아이들이 불안을 성공적으로 극복할 가능성이 높다는 것을 보여주는 좋은 연구 결과가 있습니다.

언제 달라져야 하는가?

이 책의 원칙을 일관되고 규칙적으로 적용할 수 있으려면 앞으로 몇 달 동안은 이 책을 우선 순위로 놓아야 한다는 점을 인식하는 것이 중요합니다. 오랫동안 막 휴가를 가려고 하거나 직장에서 중요한 마감일에 가까워지면 이 프로그램에 즉시 충분히 전념하지 못할 수 있습니다. 마찬가지로, 자녀가 수학 여행을 떠날 예정이라면 1주일 이상 지속할 수 없을 텐데 프로그램을 시작하고 싶지는 않을 것입니다. 이러한 상황에서는 프로그램을 최우선 순위로 삼을 수 있을 때까지 시작을 연기하는 것이 가장 좋습니다. 항상 시작을 미루어야 할 이런저런 이유가 있을 것 입니다. 그러나 어느 단계에서 당신은 시작해야 할 것입니다. 따라서 앞서 제시된 것과 같은 시작 못할 중요한 이유가 없는 한, 곧 시작 날짜를 정해야 합니다. 우리가 제안하고 싶은 것은 다음 주 정도 이내에 이 책을 전부 읽으면서 지금 시작하는 것입니다. 그러면 시작할 날짜를 자녀와 함께 정하기 위한 관련 내용에 대해서 명확한 아이디어를 얻을 수 있습니다.

무엇이 달라져야 하는가?

어떤 아이들은 개와 같은 단 하나의 매우 특정 대상에 대한 두려움을 경험할 것입니다. 그러나 우리가 보는 대부분의 아이들은 여러 가지 다양한 대상에 대해 불안을 경험합니다. 자녀가 단 하나의 분명한 두려움을 가지고 있다면 무엇에 집중할지 결정하는 데 문제가 되지 않을 것입니다. 그러나 아이가 온갖 것에 대해 걱정하는 것 같으면 부모는 무엇에 최초의 초점을 맞출 것인지를 조기에 결정할 필요가 있습니다. 집중해야 할 하나의 특정 두려움이나 걱정을 선택하는 것이 매우 중요합니다. 이는 부모와 자녀에게 문제를 단순화하고, 그래야 부모와 자녀에게 분명하고 명백한 이득이 생길 것입니다. 부모는 하나의 두려움을 선택함으로써 단지 '빙산의 일각'을 다루고 있다고 느낄지도 모르지만, 다음 두가지 이유로 부모가 주저할 필요는 없다.

첫째, 부모와 자녀가 기술을 배우고 연마하게 됩니다. 그러면 그 기술을 다른 두려움에 적용하는 것이 더 쉬워질 것입니다(하나 하나씩). 둘째, 한 가지 두려움을 극복하는 데 성공하면 자녀에게 몇 가지 귀중한 교훈인 (1) 두려움은 극복될 수 있다는 것과 (2) 아이가 그것을 할 수 있다는 것을 가르쳐 줄 것이며, 이는 다른 두려움에도 연쇄적인 영향을 미칠 것입니다. 7장에서 무엇에 집중해야 하는지 더 깊이 생각할 수 있도록 합시다.

자조 프로그램에 대하여

다음 장에서는 프로그램의 가장 중요한 부분(자녀의 두려움과 걱정을 극복하기 위해 사용할 수 있는 단계)을 소개합니다. 이는 불안 문제가 있는 아동을 위한 인지 행동 치료(CBT)의 기본 요소를 따릅니다. CBT는 어떻게 생각하느냐가 어떻게 행동하고 어떻게 느끼는 지와 관련이 있다는 발상에 기반한 치료를 말합니다. 따라서 우리가 두려움에 대해 생각하는 방식과 두려움 때문에 행동하는 방식을 바꾸면 두려움에 대한 느낌을 바꿀 수 있습니다. 이러한 유형의 치료법은 성인과 소아에게 널리 사용되며 지난 10년 동안 많은 정서적 문제, 특히 불안 장애에 대한 최우선 치료가 되었습니다. 수많은 치료법에 대한 연구에서 이 책에 설명된 원칙을 일관되게 따르는 경우 소아에게 상당한 이점이 있음을 보여주었습니다.

5가지 단계

자녀의 두려움을 다루는 5가지 주요 원칙이 63쪽 박스 안에 나와 있습니다. 이러한 원칙은 단계적으로 주어진 순서대로 진행합니다. 다음 장에서는 각 단계에 대한 자세한 정보를 제공합니다. 박스에 나타난 5단계 외에 책 후반부에 3개의 장이 추가로 있습니다. 12장에서는 자녀가 '걱정을 많이 하는 아이'일 때 할 수 있는 일에 대한 지침을 제공합니다.

'걱정을 많이 하는 아이'란 다양한 걱정에 대해 계속해서 생각하고 이러한 걱정을 통제하기 어려운 아이를 의미합니다. 이로 인해 자녀가 쉽게 괴로워하고, 긴장하고, 잠을 잘 못 자거나, 학교에서 집중력에 문제가 생길 수 있습니다. 이 프로그램이 자녀에게 적용되는 경우 프로그램의 전체 과정(즉, 5단계를 통해 작업하는 동안)에 이러한 5가지 원칙을 적용하는 것을 권고합니다.

14장은 부모 자신의 불안 관리에 관한 것입니다. 항상 그런 것은 아니지만 우리와 상담하는 많은 부모 자신도 불안으로 어려움을 겪습니다. 또한 자신도 불안으로 어려움을 겪는 부모는 자녀가 두려움과 걱정을 극복하도록 돕는 데 어떤 저항에 직면할 수 있습니다. 이 내용이 자신에게 해당될 수 있다고 생각되면 시작하기 전에 14장을 읽어 보는 것이 좋습니다. 높은 수준의 불안과 걱정을 보이는 많은 아이는 또한 불편한 신체적 증상을 경험합니다. 13장에서는 아이가 그러한 불쾌한 신체 반응에 대처하도록 돕는 구체적인 지침을 제공합니다. 역시 이것이 자녀에게 있다면 시작하기 전에 13장을 읽으시기 바랍니다.

1단계 목표설정
부모가 무엇을 성취하고 싶은 지 분명히 하기

2단계 자녀가 배워야 할 것을 파악하기
자녀가 무엇을 생각하는지 이해하기 위해 적절한 질문(적절한 방식으로) 하기

3단계 독립심 격려하기 그리고 '한번 해보기'
용감한 행동을 격려하기 위해 칭찬과 보상, 그리고 다른 전략을 사용하기

4단계 자녀와 단계별 계획 세우기
불안한 예견을 시험해 보기 위해 두려움을 점진적으로 마주할 수 있는 계획을 만들도록 자녀를 도와주기

5단계 문제-해결
자녀가 독립적인 문제 해결사가 되도록 도와주기

특별한 경우 다루기

3부에서는 자녀의 두려움의 성격에 따라 부모와 자녀에게 적용될 수도 있고 적용되지 않을 수도 있는 추가 기법을 설명합니다. 이는 수면 문제, 다루기 어려운 행동 및 학교 문제에 관한 것입니다. 또한 필요하다면 학교에서 자녀를 돕는 사람에게 복사하여 전달할 수 있는 지침서와 같은 교사 및 다른 상담 선생님을 대상으로 하는 장도 포함했습니다. 이 책의 주요 부문에서는 유치원이나 초등학교 저학년 연령(5-12세)

의 소아에 적절한 사례 및 자료를 사용합니다. 그러나 3부의 두 장은 저학년과 고학년 인 경우 고려해야 할 사항에 대해 논의하는 데 할애됩니다. 자녀가 7세 이하인 경우 16장을, 11세 이상인 경우 17장을 읽는 것이 좋습니다. 프로그램의 전체 과정에서 원칙을 적용할 수 있도록 시작하기 전에 해당 장 중 하나를 읽는 것이 좋습니다.

이 책을 최대한 활용하기

이 책에 나온 프로그램 전 과정을 통해 역점을 두는 점은 자녀가 자신의 불안을 극복하도록 부모가 돕는 것입니다. 자녀 대신에 문제를 해결하거나 모든 것이 잘 될 것이라고 안심시키기보다는 코치이자 응원단으로서 수행하는 것이 부모의 역할일 것입니다. 부모는 자녀가 스스로 해야 할 일을 해결하도록 돕고 자녀의 발전을 응원하는 일을 담당하게 될 것입니다. 결국 문제를 해결해야 하는 것은 자녀가 될 것입니다. 문제가 발생했을 때 부모가 항상 거기에 있을 것이라고 보장할 수 없으므로 자녀가 부모의 도움을 받아 스스로 두려움과 걱정을 다루는 방법을 배우는 것이 중요합니다. 그럼에도 불구하고 부모는 자녀보다 두려움과 걱정을 더 큰 문제로 여길 가능성이 있습니다. 예를 들어, 자녀가 학교에 가는 것을 걱정한다면 아이는 이런 두려움을 극복하고 학교에 가는 것이 정답이 아니라고 생각할 수 있습니다. 오히려 아이는 단순히 학교에 가지 않는 것이 최선이라고 생각할 수 있습니다. 부모는 자녀와 함께 노력하고 지도해야 하지만, 앞장서서, 격려하고, 동기를 부여하고, 좋은 본보기를 보여주는 것도 부모의 책임입니다. 이 부문 전체에서 자녀가 참여하도록 격려하는 방법을 고려할 것입니다. 17장에는 고학년 아동과 청소년에게 이 책을 사용하면서 동기 부여를 높이는 데 도움이 되는 추가 정보도 있습니다.

63쪽의 단계 표에서 볼 수 있듯이 일부 단계에는 자녀가 스스로 문제를 해결하는 데 도움이 되는 질문을 하는 것이 포함됩니다. 이를 성공적으로 수행하려면 올바른 질문을 해야 합니다. 이것이 항상 쉬운 것은 아니지만 이 책이 도움이 됩니다. 장난치거나 비판적이지 않고, 자녀의 걱정을 진지하게 받아들이고 있다는 것을 보여주는 방식으로 질문을 하는 것이 중요합니다. 이것은 때때로 어려울 수 있으며, 특히 자녀의 행동이 불만스러울 경우에는 더욱 그렇습니다. 자녀가 부모와 함께 작업하게 하려면 자녀가 걱정하는 바를 이해하고 수용한다는 것을 보여주어야 합니다. 그러나 이러한 걱정이 방해가 되고 있으므로 이에 대해 조치를 취해야 한다는 점을 인식하고 있다고 소통도 해야 합니다. 걱정 그 자체는 진지하게 받아들여야 하지만, 함께 극복해 나가다 보면 부모 스스로가 보람을 느낄 수 있습니다. 재미 있고 창의력을 발휘할 수 있는 모든 기회를 활용하고 전체 프로그램이 무겁고 감정을 자극하는 것이라면 자녀는 참여하고 싶어하지 않을 것이므로 가능한 한 분위기를 밝게 유지하는 것이 좋습니다!

기록 작성

책 전편을 통해 부모는 자녀와 함께 하는 작업을 기록할 것을 권유합니다. 어떤 부모는 자녀와 함께 수행하면서 기록 하는 것을 선호하고 다른 부모는 나중에 앉아서 기록을 완성 하기도 합니다. 어느 쪽이든 두 가지 이유로 펜과 기록지를 사용하여 완성하는 것이 좋습니다. 첫째, 기록하는 것은 학습 과 기억에 도움이 됩니다. 둘째, 기록함으로써 부모가 어디로 가고 있는지 나중에 되돌아볼 수 있게 해줍니다. 부모는 느리 게 진전되는 것 같거나 심지어 거꾸로 가고 있는 것처럼 종종 느낄 것입니다. 그러나 실제로 쓰여진 기록을 보면 많은 진 전이 있었음을 알 수 있습니다. 지금 일어나고 있는 일이 끝 이 안 보인다고 느끼기 쉽지만 일반적으로 그렇지 않습니다. (이 책에서 사용하는 차트와 마찬가지로 질문이 모든 부모의 상황에 딱 맞아 떨어지는 것은 아닙니다. 각자 부모나 자녀의 경험에 적용되는 질문에 답하기만 하면 됩니다.)

조력자와 함께 하기

저자는 보통 이 프로그램을 스스로 매우 주도적으로 실행 할 부모 한분과 함께 상담합니다. 그러나 주변 사람들의 도움 이 있다면 자녀와 함께 프로그램을 진행하는 것이 더 쉬울 것 이라는 데는 의심의 여지가 없습니다. 조력자로는 아빠나 엄 마, 조부모, 나이가 많은 형제와 자매, 친구 또는 자녀의 교사 등이 될 수 있습니다. 동일한 원칙을 따르는 사람이 자녀 주변 에 많을수록 자녀는 두려움과 걱정을 극복하는 방법을 더 쉽게 배울 수 있습니다. 마찬가지로, 다른 성인과 함께 작업하면 힘들게 느껴질 때도 부모에게 동기를 부여하고 계속해서 프로그램을 할 수 있게 해줍니다. 때로는 우리가 제안하는 전략이 까다로울 수 있습니다. 특히 자녀를 안심시키거나 대신 문제를 해결하려고 하기보다 질문을 계속하는 것이 어려울 수 있습니다. 처음에는 당황스러울 수 있지만 다른 성인과 이러한 대화를 연습해 보면 자녀와 이에 대해 이야기할 수 있도록 준비하는 데 도움이 됩니다. 부모는 서로 어떤 질문이 잘 되었는지, 목소리 톤은 적절한지, 자녀가 이해받고 진지하게 받아들여진다고 느끼는지 알아내는 데 도움을 줄 수 있습니다.

계속 유지하기

이 단원의 마지막 장은 자녀의 진전을 계속 유지하는 것에 관한 것입니다. 이 책을 끝까지 읽으신 후 마음이 충만해지고 자녀의 어려움에 대처할 준비가 되었기를 바랍니다. 그러나 부모가 첫 번째 장애물에 부딪쳤을 때 이 느낌이 곤두박질칠 가능성도 있습니다. 자신이 실패했고 제대로 하지 않고 있으며 자녀가 결코 회복하지 못할 것이라고 느낄 수 있습니다. 자녀의 문제를 극복하는 것이 쉬웠다면 벌써 해결했을 것입니다. 자녀가 기대한 만큼 진전을 이루지 못하거나 심지어 거꾸로 가는 것처럼 보일 때와 같은 차질이 있을 것이라는 사실을 대비해야 합니다. 또한 자녀는 일정 기간 동안 특정 방식으로 생각하고 행동하고 느끼는 패턴을 유지해 왔으며 이는 하룻밤 사이에 변하지 않을 것입니다. 그러나 여기에 설명된 원칙을 따르면 자녀가 이러한 두려움이나 걱정을 통제하도록 도울 수 있으며 확실히 진전을 이루어 낼 수 있을 것입니다. 그래서 이제는 첫 걸음을 내딛고 자녀가 두려움과 걱정을 극복하도록 돕는 데 관련된 책을 읽을 때입니다.

제 **7** 장

1단계: 부모의 목표는 무엇인가?

　자녀와 함께 불안 문제에 대해 작업을 시작하기 전에 부모와 자녀가 도달하고자 하는 목표가 무엇인지와 부모는 자녀가 무엇을 성취하기를 바라는 지에 대해 생각해보는 것이 중요합니다. 명확한 목표를 설정하면 부모가 순조롭게 진행하고 부모와 자녀에게 가장 중요한 것에 반드시 집중하게 하는 데 도움이 됩니다. 그것은 또한 자녀가 어떻게 지내고 있는지, 얼마나 진전했는지 쉽게 추적할 수 있음을 의미하며, 이로써 상황이 나아지고 있음을 확인할 수 있는 명확한 방법을 부모와 자녀에게 제공할 수 있기를 바랍니다. 이 장에서는 단기, 중기 및 장기에 대한 몇 가지 명확하고 구체적인 목표를 제시하고 먼저 무엇에 집중해야 하는지 결정하는 데 도움을 줍니다. 가능하면 자녀와 함께 목표를 설정하고 자녀에게 질문을 하고 자녀가 주도하도록 하는 것이 가장 좋습니다. 자녀가 목표를 달성하려는 동기가 부여되면 작업이 훨씬 쉬워집니다. 자녀가 지금은 할 수 없거나 하기 어렵다고 생각하는 일을 할 수 있기를 원하는 것에 초점을 맞추면서 편안하고 긍정적인 대화를 유지하려고 합니다. 그러나 목표를 정한다는 것은 피하고 싶은 두려움에 아이가 직면해야 한다는 것을 의미하는 것으로 알기 때문에 때때로 아이는 목표에 대해 생각조차 하고 싶어하지 않습니다. 그렇다면 부모는 자녀의 목표 설정에 앞장서야 할 필요가 있습니다. 이 접근 방식을 취해야 하는 경우 처음에는 목표를 매우 겸손하게 유지하는 것이 좋습니다. 그러면 자녀는 하기 싫음에도 불구하고 긍정적인 한번 해보는 경험을 얻을 수 있으며, 이렇게 하면 나중에 더 야심찬 다른 목표를 설정하고 달성하도록 노력하게 될 것입니다.

목표를 정하는 방법

목표를 설정할 때 두 가지 주요 개념을 염두에 두는 것이 좋습니다.

1. 긍정적인 면에 초점을 맞춥니다.

부모는 자녀가 안 했으면 하는 행동이나 감정에 대해 생각(예, 아이가 학교에 갈 때 너무 불안해하지 않았으면 합니다)하기가 쉽지만 이러한 유형의 목표는 자녀가 무엇을 향해 노력할 수 있는지 알려주지 않으며 측정하기도 어려울 수 있습니다. 반대로 자녀가 무엇을 하기를 바라는지 구체화할 수 있다면 일이 훨씬 간단해 집니다. 예를 들어, 사라 엄마는 사라

가 거미를 보았을 때 비명을 안 지르거나 도망치지 않기를 바
랬습니다. 엄마는 사라가 어떻게 해주기를 바라는 지의 관점
에서 볼 때 사라가 거미를 보면 침착하게 엄마, 아빠에게 방
에서 거미를 치워 달라고 말하는 것으로 목표를 정했습니다.

2. 행동에 초점을 맞춥니다.

또한 자녀가 어떻게 느끼는지보다 무엇을 하는지를 관찰
하고 측정하는 것이 훨씬 쉽습니다. 이러한 이유로 불안에 대
한 현재의 어려움을 극복하면 아이는 무엇을 할 수 있는지 설
명하는 목표로 설정합니다. 무함마드의 엄마와 아빠는 아이
가 위층으로 올라가서 무서워하지 않기를 바랬습니다. 부모
는 무함마드가 어떻게 느끼는 것보다 무엇을 하기를 바라는
지 생각했을 때, 적어도 30분 동안은 혼자 위층에서 놀 수 있
도록 하는 것이 부모 목표라고 정했습니다. 목표가 무엇인지
생각하려면 부모님이 자문해야 할 몇 가지 질문이 있습니다.
이는 부모님이 작업하고 싶은 것을 정하는 데 도움이 될 것입
니다.

부모가 목표를 찾는데 도움이 되는 질문

자녀가 더 이상 불안해하지 않는다면, 아이는 불안할 때 못 했을 무엇을 하고 있을까요?

자녀가 불안 문제를 가지지 않았다면, 어떻게 다르게 행동했을 까요?

부모는 어떤 변화를 알아차렸나요?

아이가 지금 못하는 일들 중 무엇을 하기 바라시나요?
자녀가 불안으로 인해 놓치고 있는 것은 무엇입니까?
아이가 불안으로 인한 어려움을 극복하기 위해 무엇을 해야 할 까요?

자녀의 생활에 실제로 변화를 만들 수 있는 일에 초점을 맞춰 시작하는 목표를 1-3개 사이로 설정하는 것이 좋습니다. 그러면 한 번에 하나씩 이를 하고 싶어 질 것입니다. 그렇다면 선택할 목표를 어떻게 결정할까요? 다음은 목표를 결정하는 데 도움이 되는 몇 가지 질문입니다.

1. 제 아이의 삶에 가장 큰 변화를 주는 것은 무엇인가?

레일라의 엄마는 이렇게 생각했습니다. '레일라가 학교에서 친구들과 이야기하고 초대할 수 있다면, 이는 학교와 가정 생활에 큰 변화를 줄 것이고 아이의 전반적인 기분을 좋게 할 것이고, 반면에 레일라가 점심시간에 학교 매점에 앉아 있을 수 있다면, 학교와 가정 생활에 작은 변화를 줄 것입니다. 그래서 우리의 목표 중 하나를 레일라가 친구를 집으로 오라고 하는 것으로 결정했습니다.'

2. 하나의 불안 문제를 제거하면 다른 문제가 사라지는가?

예를 들어, 자녀가 학교 생활에 대해 덜 걱정한다면 아침에 부모와 떨어질 때 더 편안해 할까요?

3. 하나의 불안 문제가 다른 문제를 해결하는 데 방해가 되는가?

무함마드의 경우 부모는 다음과 같이 보고했습니다. '무함마드가 여전히 우리와 떨어지는 것에 대해 걱정한다면 파티에서 친구들과 노는 것은 매우 어려울 것입니다. 그래서 우리는 먼저 분리 작업부터 할 필요가 있겠다고 결정했습니다.'

4. 달성하기 가장 쉬운 목표는 무엇인가?

목록에 하나 이상의 목표가 여전히 남아 있는 경우 가장 쉬운 목표부터 시작하는 것은 더 큰 목표를 달성할 수 있게 하는 성취감과 자신감을 주기 때문에 때로는 현명합니다.

부모의 목표는 스마트(SMART) 한가?

자녀가 (현재 하지 못하는) 어떤 종류의 일을 하기를 바라는지, 그리고 부모는 무엇을 먼저 작업하고 싶은지 잘 알고 있다면 다음 단계는 부모의 목표가 SMART한지 확인하는 것입니다. SMART한 목표란 구체적(**S**pecific)이고 측정 가능(**M**easurable)하며 달성 가능(**A**chievable)하고 현실성(**R**ealistic) 있어야 하고 실현가능한 시간 프레임(**T**ime frame)을 가지고 있어야 합니다.

SMART 목표

(Specific) 구체적인가?
아이가 무엇을 해야 하는지 분명한가?

(Measurable) 측정 가능한가?
아이가 이것을 했는지, 그리고 어느 정도 했는지 쉽게 측정할 수 있는가? 또는 언제 했는지 쉽게 알 수 있는가?

(Achievable) 달성 가능한가?
아이가 실제로 이것을 달성할 수 있는가? 방해가 되는 것은 없는가?

(Realistic) 현실성 있는가?
이것이 아이에게 현실성이 있는 목표인가? 아이는 이것을 할 수 있는가?

(Time) 시간 프레임이 적절한가?
아이가 합리적인 시간 내(최대한 한 달이나 두 달 안으로 달성될 수 있는 목표로 정하는 것을 권함)에 이것을 달성할 수 있는가?

일반적인 목표를 SMART한 목표로 전환하는 데 도움이
될 수 있는 몇 가지 예는 아래 표를 참조해주시기 바랍니다.

일반적인 목표	질문	구체적인 목표
사회적 상황에서 더 자신감 가지기	아이가 사회적 상황에서 더 자신감이 있었다면 무엇을 하고 있을까요?	친구를 집으로 불러서 놀기
걱정 덜 하기	아이가 걱정을 덜했다면 무엇을 하고 있을까요?	'잘자'라고 인사 한 후에는 부모를 오라고 부르지 않고 자기
개를 보고도 안심하기	아이가 개를 보고도 안심했더라면 무엇을 할 수 있을까요?	사람들이 개를 데리고 산책하는 공원에서 1시간 동안 친구와 놀기
덜 불안해하기	아이가 덜 불안해 했더라면 무엇을 할 수 있을까요?	조부모님 집에서 2시간 놀기

작게 시작합시다!

거창한 사안을 한 번에 해결하고 싶을 수 있습니다(예, '아
이가 종일 수업을 할 수 있기를 원한다.', '아이가 다음 달에
수학여행을 가기를 원한다'). 그러나 목표가 압도적이지 않고
진행 상황을 빠르게 확인할 수 있도록 작고 SMART한 목표
부터 시작하는 것이 좋습니다. 자녀가 이러한 목표를 달성하
면 더 야심 찬 다른 목표로 이동할 수 있습니다. 이를 수행하
는 한 가지 방법은 일부 단기, 중기 및 장기 목표에 합의하는

것입니다. 예를 들어, 단기 목표는 앞으로 2-4주 동안 달성하고자 하는 것입니다. 장기 목표는 달성하는 데 6개월이 걸릴 수 있습니다. 부모는 여전히 '작게 시작'할 것이지만 이렇게 하기만 하면 부모는 결국 자녀가 성취하기 원하는 바를 놓치지 않을 것이다.

위의 팁을 사용하여 이제 부모와 자녀가 착수할 목표에 대해 생각하고 기록합니다(1-3 중 하나를 선택하고 우선 순위, 즉 어느 것을 첫 번째, 두 번째, 세 번째로 착수하고 싶은지 순서대로 정합니다). 그런 다음 처음부터 자녀가 단기, 중기 또는 장기 목표를 정하도록 도울 것인지 결정해야 합니다. 어떤 것을 자녀가 하고 싶어할지 생각해 봅니다. 어떤 아이들은 더 큰 목표를 정하는 것을 선호하고 단기 목표만을 이야기하면 실망할 수 있습니다. 하지만 다른 아이들은 장기 목표에 압도되어 전적으로 미룰 수도 있습니다. 어떤 목표로 삼고 싶은 지를 자녀와 상의합니다.

단기, 중기, 장기적 목표의 예시

레일라의 목표

단기: 쉬는 시간에 선생님께 질문하기

중기: 학생들 앞에서 선생님께 질문하기

장기: 조회시간에 전교생 앞에서 큰 소리로 낭독하기

사라의 목표

단기: 부모가 방에 있는 거미를 치울 때 차분히 지켜보기

중기: 다락, 차고, 창고에도 가기

장기: 손으로 살아있는 거미 쥐고 있기

무함마드의 목표

단기: 부모가 잘 자라고 인사한 후에도 침대에 있기 (부모가 정기
     적으로 확인할 수 있다)

중기: 혼자서 잠 들기

장기: 일주일 동안 혼자서 밤새 잘 수 있기

벤의 목표

단기: 위층에서 혼자 30분간 컴퓨터하기

중기: 위층에서 혼자 1시간 보내고, 필요할 때 다른 사람 없이 혼
     자 오르내리기

장기: 자기 방에서 혼자 자기

	단기	중기	장기
목표 1			
목표 2			
목표 3			

진전 검토하기

정기적으로 부모의 목표를 검토하는 것이 중요합니다. 이 것이 집중을 유지하고 부모와 자녀가 이룬 진전을 확인하는 데 도움이 될 것입니다. 보통 매주 검토하는 것이 도움이 됩니다. 부모는 보통 프로그램 초기에는 상태가 얼마나 안 좋았는지 잊어버렸거나('와, 옛날에는 OO가 개를 너무 무서워해서 같이 밖에도 못 나갔던 것도 잊고 있었네') 자녀가 얼마나 진전했는지 깨닫지 못했을 수 있기('우리가 첫 번째 목표를 거의 달성했네. 시작했을 때는 이것이 가능하리라고는 정말 생각하지 못했는데!') 때문에 자녀의 진행 상황을 검토할 때면 정말 놀랍습니다. 부모는 한 번에 하나에만 집중하기가 쉽지만 전체 목표에 대한 진행 상황을 평가하는 것이 좋습니다. 우리는 때때로 아이들이 주된 목표가 아닌 부수적인 목표로 진전을 이루었다는 것을 알게 됩니다. 부모의 각 목표를 검토하려면 다음 0-10 척도를 사용합니다.

0	1	2	3	4	5	6	7	8	9	10
진전이 없음										목표 달성!
☹										☺

(0 = 진전이 없음, 10 = 목표 달성)

80-85쪽에 이 척도 세트가 나와 있습니다. 매주 간격으로 각 척도에 날짜를 기록하고 80쪽으로 돌아와서 기록을 하고 프로그램을 시작할 때부터 일주일에 한 번씩 목표를 향한 진행 상황을 평가합니다. 부모가 평가하는 것뿐만 아니라 자녀, 배우자, 친지 및 친구에게도 평가를 요청하는 것이 때때로 도움이 됩니다. 다른 사람은 특히 부모가 장기적인 목표(예, ' 다시 아이를 종일 학교에 있게 해야 해')에 집중하고 있을 때 놓칠 수 있는 진전을 때로는 발견할 것입니다. 책에서는 내내 자녀의 진행 상황을 평가하도록 계속해서 요청할 것입니다.

진행상황 모니터

목표 1 _____

부모는 단기, 중기, 장기적인 목표를 사용하는가?
스마트(SMART)한지 확인한다!

시작 날짜: _____

평가:

0	1	2	3	4	5	6	7	8	9	10
진전이 없음										목표 달성!

(0 = 진전이 없음, 10 = 목표 달성)

1주일 끝; 날짜: _____

평가:

0	1	2	3	4	5	6	7	8	9	10

진전이 없음   목표 달성!

(0 = 진전이 없음, 10 = 목표 달성)

2주일 끝; 날짜: _____

평가:

0	1	2	3	4	5	6	7	8	9	10

진전이 없음   목표 달성!

(0 = 진전이 없음, 10 = 목표 달성)

3주일 끝; 날짜: _____

평가:

0	1	2	3	4	5	6	7	8	9	10

진전이 없음　　　　　　　　　　　　　　　　　　　목표 달성!

(0 = 진전이 없음, 10 = 목표 달성)

4주일 끝; 날짜: _____

평가:

0	1	2	3	4	5	6	7	8	9	10

진전이 없음　　　　　　　　　　　　　　　　　　　목표 달성!

(0 = 진전이 없음, 10 = 목표 달성)

5주일 끝; 날짜: _____

평가:

0	1	2	3	4	5	6	7	8	9	10

진전이 없음   목표 달성!

(0 = 진전이 없음, 10 = 목표 달성)

6주일 끝; 날짜: _____

평가:

0	1	2	3	4	5	6	7	8	9	10

진전이 없음   목표 달성!

(0 = 진전이 없음, 10 = 목표 달성)

7주일 끝; 날짜: _____

평가:

0	1	2	3	4	5	6	7	8	9	10

진전이 없음   목표 달성!

(0 = 진전이 없음, 10 = 목표 달성)

8주일 끝; 날짜: _____

평가:

0	1	2	3	4	5	6	7	8	9	10

진전이 없음   목표 달성!

(0 = 진전이 없음, 10 = 목표 달성)

9주일 끝; 날짜: _____

평가:

0	1	2	3	4	5	6	7	8	9	10

진전이 없음   목표 달성!

(0 = 진전이 없음, 10 = 목표 달성)

10주일 끝; 날짜: _____

평가:

0	1	2	3	4	5	6	7	8	9	10

진전이 없음   목표 달성!

(0 = 진전이 없음, 10 = 목표 달성)

그런 다음 목표 2와 3을 반복합니다.

문제 해결

***저는 제 아이와 함께 목표를 설정하는 데 어려움을 겪고
있습니다.***

자녀와 SMART 목표에 합의하기 어려운 데는 여러 가지
이유가 있습니다. 다음은 몇 가지 일반적인 어려움과 이를 극
복하는 방법에 대한 제안입니다.

1. 우리 아이는 불안을 극복하는 데 관심이 없습니다.

만일 이 경우라면, 자녀를 위한 부모 자신만의 목표를 설
정하여 시작하고 책의 후반부에 설명된 전략을 사용하여 이
를 해결해 봅시다. 이렇게 하는 경우 자녀가 목표를 설정하고
시도해 보는 긍정적인 경험을 할 수 있도록 아주 작은 목표
부터 시작합니다. 이렇게 하면 자녀가 다음 목표를 정하는 데
함께 노력하도록 용기를 줄 수 있습니다. 9장에서는 자녀가
불안 문제에 맞선 것에 대해 칭찬과 보상을 사용하여 자녀에
게 동기를 부여하는 방법에 대해 설명합니다.

*2. 자녀의 목표가 나와는 다릅니다(또는 배우자의 목표가 나
와 다름).*

부모 한 사람과 자녀 또는 배우자가 서로 다른 목표를 가
지고 나아지기를 원한다면 난감할 것입니다. 이 책에서 언급
했듯이, 부모는 하나 이상의 목표를 가질 수 있습니다. 하지
만 한 번에 모든 것을 다루려 하기보다는 먼저 해야할 일의

우선 순위를 정하는 것이 도움이 됩니다. 일반적으로 자녀는 자신에게 중요한 일을 하려는 동기가 더 많을 가능성이 있으므로 자녀의 목표를 우선 순위에 두는 것이 좋습니다. 하지만 때로는 부모의 목표가 자녀의 목표보다 우선해야 할 수도 있습니다. 예를 들어 아이가 학교에 가지 않는 경우 자녀가 원하지 않더라도 가능한 한 빨리 이 문제를 해결해야 할 수 있습니다. 이 상황에서는 부모가 정한 목표와 자녀가 정한 목표, 두 가지 목표를 가지고 똑같이 열심히 서로 협력해서 이 두 가지 작업에 합의하는 것이 도움이 될 수 있습니다.

3. 자녀가 불안이 너무 많아서 어디서부터 시작해야 할지 모르겠습니다.

어디서부터 시작해야 할지 결정하는 데 도움이 되려면 72쪽에 있는 네 가지 질문을 다시 살펴 보시길 바랍니다. 여전히 어려움을 겪고 있다면 쉬운 것부터 시작하는 것이 좋습니다. 그렇게 하면 부모와 자녀는 상당한 진전을 빨리 알아차릴 것이고, 이것은 부모가 더 도전적인 목표로 나아갈 수 있게 해줄 것입니다. 따라서 처음에는 단기 목표에 집중하여 시작한 다음, 이를 달성하면 중·장기 목표로 이동합니다.

4. 자녀가 걱정이 많은 경향은 있지만, 특정한 상황이나 사물을 피하지 않기 때문에 어떤 행동에 초점을 맞춘 목표를 갖기가 어렵습니다.

이것은 까다로운 문제입니다. 종종 범불안을 가진 아이들은 자신의 목표가 '걱정을 덜 하는 것'이라고 말합니다. 부모는 자신이나 자녀에게 다음과 같이 질문해 봅니다: 걱정을 덜 하게 된다면 아이들은 그때 하지 못한 무엇을 하고 있을까? 아이가 더 빨리 잠자리에 들게 될까, 아니면 밤에 우리를 부르지 않을까? 혼자 앉아서 걱정하는 것 대신 놀이 시간에 친구들과 더 많이 놀까? 완전 무결하게 마치기 위해 한 가지 숙제에 몇 시간을 쓰는 대신 30분 이내에 숙제를 마칠 수 있을까?

핵심 포인트

- 프로그램을 시작하기 전에 목표를 설정합니다. 이는 자녀의 진행 상황을 유지하고 진전을 모니터하는 데 도움이 됩니다.
- 부모의 목표가 SMART인지 확인합니다.
- 단기, 중기 및 장기 목표에 합의를 봅니다.
- 최대 3개의 목표를 정하고 먼저 수행할 목표를 결정합니다.
- 목표를 정기적으로 검토하여 성취감을 느끼고 다른 사람들에게도 평가를 요청합니다.

제 **8** 장

2단계: 자녀가 알아야 할 것

다음 단계는 자녀가 불안한 예측을 검증하고 목표를 달성하기 위해 *자녀는 무엇을 배워야 하는지* 파악해 보는 것입니다. 이렇게 하면 이 책에 설명된 전략을 사용하는 방법을 부모가 결정하고 불안으로 생긴 어려움을 자녀가 극복하는 데 도움이 될 것입니다. 자녀가 무엇을 배워야 하는지 파악하는 것이 아마도 단계 중에 가장 중요한 일 것이므로 천천히 서두르지 말고 완료합니다. 불안이 있는 특정 문제를 극복하기 위해 아이들이 배워야 할 것은 매우 광범위할 수 있습니다. 이 단계에서 기억해야 할 핵심 사항은 호기심을 갖는 것입니다! 마음을 열고 섣부른 판단을 하지 않습니다. 옳고 그른 답은 없습니다. 부모는 단지 질문을 하고, 자녀의 말을 들으며, 행동을 관찰하고 메모하기만 하면 됩니다. 자녀가 어리거나(8세 이하) 부모가 하려는 일에 어려움을 겪는 것처럼 같다면 16장이 이 책의 전략을 어린 아이들에게 더 적합하게 적용되도록 특별히 초점을 맞추고 있기 때문에 도움이 될 수 있습니다.

자녀의 불안한 예측은 무엇인가요?

불안해하는 아이들은 보통 위협을 '경계'하고 위협에 대해 '성급히 결론을 내리는 것'처럼 보입니다. 불안해하는 아이들은 무슨 일이 일어나고 있는지에 대해 약간의 불확실성만 있다면 나쁜 일이 일어날 것이라고 예측할 수 있습니다. 저자가 연구했으나 불안으로 어려움을 겪는 아이가 그렇지 않은 아이보다 반드시 더 위협에 중점을 두는 방식으로 생각한다는 사실은 발견하지는 못했습니다. 그러나 아이는 자신에게 닥칠 수 있는 위험에 대처할 능력이 덜하다고 느끼는 것 같고 이러한 상황에서 벗어나려고 하거나 다른 아이들에 비해 더 괴로워 할 가능성이 더 큽니다.

자녀가 어려움을 극복할 수 있도록 무엇을 배워야 하는지 파악하는 데 도움이 되도록 자녀의 두려움이나 걱정이 무엇인지 잘 파악하고 자녀가 일어날 것으로 예측하는 것을 이해하는 것이 중요합니다. 이 단원은 이를 수행하는 데 도움이 됩니다. 어떤 아이들은 자신의 걱정이나 불안한 생각에 대해 잘 이야기합니다. 어떤 아이는 항상 걱정에 대해 이야기를 합니다! 그러나 또 다른 아이는 그런 이야기를 하는 것을 정말 어려워 합니다. 아이는 자신이 걱정하는 것이 무엇인지 항상 명확하게 알지 못할 수도 있습니다. 다음 단원에서는 이를 파악하는 데 도움이 되는 많은 팁과 힌트를 제공합니다.

질문하기-호기심 갖기

　　다음 박스에는 자녀가 걱정하는 것이 무엇인지 또는 자녀가 두려워하는 것이 무엇인지 알려주는 데 도움이 되는 부모가 할 수 있는 몇 가지 질문의 예가 나와 있습니다. 자녀가 불안감을 느끼고 있다는 신호를 발견했을 때 이 질문을 사용합니다. 물론, 이러한 질문이 아주 기발하거나 마술적인 것은 아닙니다. 그러나 질문은 모두 '무엇' 또는 '왜'로 시작합니다. 이러한 질문을 '개방형' 질문이라고 합니다. 이런 질문을 "다칠까 봐 걱정되니?", "개에게 물릴 까봐 걱정되니?"와 같은 '폐쇄형' 질문과 비교해 봅시다. 자녀는 폐쇄 질문에 '예' 또는 '아니오'로 만 대답할 수 있습니다. 이는 아이들이 생각하는 것을 더 잘 이해하려고 할 때 그다지 도움이 되지 않을 수 있습니다. 반면, 개방형 질문은 이러한 방식으로 응답을 제한하지 않으며 훨씬 더 유용한 정보를 얻을 수 있습니다. 가능한 한 개방형 질문을 고수하는 것이 좋습니다.

불안한 예측 이해하기

아래와 같이 질문해 봅시다:
"왜 너는 걱정된다고 느끼니?"
"무엇이 너를 무섭게 하니?"
"어떤 일이 일어날 거라고 생각하니?"
"일어날 수 있는 최악의 상황은 무엇이니?"
"이 상황에서 너를 걱정하게 만드는 것은 무엇이니?"

최상의 결과 만들기

어떻게 자녀에게 걱정에 대해 물어보아야 하는지, 언제 물어볼 수 있는지는 정말 중요할 수 있습니다. 다음은 그 과정을 더 쉽고 성공적으로 만들 수 있는 몇 가지 팁입니다.

자녀가 이해 받고 있다고 느끼도록 돕기-공감하기

질문을 하는 *방법* 은 아이가 걱정하고 있다는 것을 부모가 알고 있고 이를 도울 수 있도록 더 잘 이해하고 싶다는 메시지를 자녀에게 주어야 합니다. 반대로 "(도대체!) 왜 걱정하니?"라고 묻는 것은 '네가 이 상황에서 걱정하는 것은 말도 안된다', '네가 그렇게 생각하는 방식은 옳지 않다. 바보 같다'는 분명한 메시지가 있기 때문에 아이가 대답하기를 훨씬 더 꺼리게 만들 수 있습니다. '왜...?'보다는 '무엇을' 사용하여 묻는 것이 좋은 출발점입니다. 질문하기 전에 *"아이야, 지금 걱정하고 있구나/무서워 하고 있네, 정말 힘들겠다. 그치?"* 라고 말하면 좋습니다. 이 말은 자녀가 불안해하고 있음을 이해하고 있고 불안감을 느껴서 좋지 않을 것으로 알고 있다는 메시지를 전달하기 때문입니다. 도움을 주기 위하여 걱정을 더 잘 이해하고 싶어하기 때문에 부모가 묻는 것이라는 것을 아이가 굳게 믿어야 자기 생각을 부모에게 이야기하게 됩니다.

자녀가 정상이라고 느끼도록 돕는다– 정상화

자녀에게 본인만 불안해하는 것은 아니라는 것을 알려줍니다. '내가 *X*로 불안했던 때가 생각나' 또는 '나는 네 친구 *a*가 *b*로 걱정하고 있다는 것을 알고 있어' 또는 간단히 "많은 아이들이 여러가지 일로 겁을 먹고 불안해 해. 힘들겠지."

불안 장애가 있는 아동은 보통 자신만이 불안 문제가 있는 사람이라고 생각하고 자신이 이상하게 느껴진다고 말합니다. '정상화' 면담을 사용하면 다른 사람들도 불안해한다는 사실을 깨닫는 데 도움이 됩니다.

아빠: 벤, 잠깐 위층에 가서 네 신발 좀 가져 올래?

벤: 싫어.

아빠: (궁금해 하면서) 위층에 갈 때 무엇이 걱정되니?

벤: 혼자 가기 싫어.

아빠: (공감하면서) 그게 무섭구나, (궁금해 하면서) 벤이 위층에 있을 때 무슨 일이 생길 거라 생각해?

벤: 내 옆에 아무도 없는 거.

아빠: (궁금해 하면서) 그게 왜 걱정이 돼?

벤: 몰라.

아빠: (정상화 하면서) 아빠도 혼자 올라가야 하고 거기서 넘어졌는데 아무도 아빠를 도와주지 않는다면 걱정할 수도 있을 것 같아. (제의하기) 그게 벤이 걱정하는 거야?

벤: 아니, 그게 아니야.

아빠: (궁금해 하면서) 그러면?

벤: 어… 난 거기 올라가면 무슨 일이 생길 까봐 걱정이야. 아무도 도와줄 사람이 없을 거 같아.

아빠: (궁금해 하면서) 뭐 특별한 게 있는 거야?

벤: 응…그거 있잖아, 귀신.

제의 하기

아이는 때때로 모른다고 그냥 말하기도 합니다. 이러면 이어서 질문하기도 어렵고 부모와 자녀 모두 좌절하기가 쉽습니다. 이런 상황이라면 의견을 내보는 것도 좋습니다. *"x가 생길 까봐 걱정해?"*, *"어떤 아이들은 x가 일어난다고 걱정하는데 너도 그거 걱정해?"* 또한 비슷한 상황에서 부모도 그런 일을 걱정할 수 있다는 것을 말해줌으로 아이가 편하게 말하도록 격려할 수 있습니다. 아이가 무엇을 걱정하는 지 부모가 확실하게 알지 *못한다*는 의견을 내는 것이 도움이 될 수 있습니다. 때때로 부모가 유연하다면 자녀가 두려움에 대해 더 쉽게 이야기하게 만들 수 있습니다. 설명보다는 질문으로 의견을 제시하는 것이 항상 중요합니다. 그러면 아이는 쉽게 "아니, 그건 내가 걱정하고 있는 것이 아니야"라고 말할 수 있습니다. 자녀의 불안한 생각이 무엇인지 알고 있다고 추정하지 않도록 합니다. 무엇 때문에 아이가 두려워하는지 마음 속에 이미 알고 있다면 자녀가 말하는 내용에 대해 빨리 결론을 내리려 할 것입니다. 이것이 사실이라고 확신하더라도. *"네가 x를 걱정하고 있다는 걸 알아"* 또는는 *"x가 일어날 까봐 무서워서 학교에 못 가고 있는 걸 알아"*와 같은 말을 자제해야 합니다. 항상 궁금해하는 모습을 유지합시다: 우리 아이는 무슨 생각을 하고 있을까? 다른 것일 수도 있을까? 내가 놓친 것이 있을까? 이것에 대해 다른 방식으로 생각해야 할까?

부모가 이해했는지 확인하기

아이가 걱정하는 것이 무엇인지 완전히 이해했는지 확인하기 위해, 부모는 반복해서 아이에게 확인하고 부모가 그걸 잘못 알고 있는지 아이에게 말할 기회를 주어야 합니다.

아빠: 응 알았어, 고마와, 이제 아빠가 더 잘 이해한 것 같은데, 한 번 확인해 봐도 될까?(이해했는지 확인하기)

벤: 응 아빠,

아빠: 그래서 혼자 위층으로 올라갈 때 가장 무서운 건 거기에 아무도 너랑 같이 안 있는 거지, 영화에서 부모가 없을 때 귀신이 아이들을 쫓아 오는 것을 보았기 때문에 그게 무서운 거지, 맞아? (이해했는지 확인하기)

벤: 네, 거의요.

아빠: 아, 그다지 맞지 않니?

벤: 음, 꼭 엄마 아빠만 있어야 되는 건 아니야. 그냥 아무
도 없을 때인 거야. 그러니 샘이 있어도 괜찮아. 그러
면 귀신은 오지 않을 것 같아.

아빠: 아 알겠어. 그래서 중요한 것은 벤이 위층에 혼자 있을
때 귀신이 와서 널 잡아갈 수 있다고 생각하는 것 같
아. (이해했는지 확인하기)

벤: 응, 귀신이 자기 소굴로 날 데려갈 것 같고 그러면 다
시는 아빠를 볼 수 없을 것 같았어.

아빠: (공감하면서) 알겠어. 혼자 올라가면 귀신이 와서 잡아
가고 그러면 다시는 우리를 볼 수 없다고 생각한다면
진짜 무서울 것 같아. 이제는 정말 이해할 수 있을 것
같아. 아빠가 제대로 이해한 것 같아? (이해했는지 확
인하기)

벤: 응, 맞아.

부모가 자녀에게 그릇된 생각을 불어넣나요?

지금 부모는 '근데 잠깐만, 내가 아이에게 괜한 이야기를
꺼내서 아이가 새로운 걱정이 너무 많아지지 않을까?'라고 생
각할지 모릅니다. 저자의 경험에 따르면 이런 일은 보통 생기
지 않습니다. 오히려 아이들은 약간의 걱정이 있으면서도 때
로는 그런 것이 없다는 사실에 안심하기도 합니다!

때를 기다립니다

자녀의 불안한 예측을 묻는 시기에 따라 성공 여부가 달려 있습니다. 자녀와 함께 앉아서 아이의 생각에 대해 이야기하는 것이 어떤 아이에게는 효과적입니다. 그러나 다른 아이는 이것이 어려울 수 있으며 대화를 피하려고 하거나 그냥 대화를 거부할 수 있습니다. 이런 경우라면 차 타고 갈 때, 개를 산책 시킬 때, 설거지하거나 요리할 때 등 아이가 편안하게 느끼는 여유로운 시기에 자녀의 걱정에 대해 이야기해 봅시다. 제가 만나 본 부모는 보통 이런 시간이 특히 나이가 좀 있는 아이들에게 정말 잘 맞을 수 있다고 말했습니다. 또한 모든 답변을 바로 얻을 필요는 없습니다. 기회를 봐서 물어 보고 답을 천천히 기다립시다. 자녀가 집중하지 못하거나 화를 내거나 짜증을 내는 것 같으면 중단합니다. 다른 시간이나 다른 날에 다시 시도합니다.

재미있게 만들기 또는 보상하기

불안한 예측에 대해 이야기하는 것은 힘들고 무섭거나 심지어 지루할 수 있습니다! 자녀에게 조금 더 매력적으로 보이도록 노력하고 가능하다면 재미있게 만드는 것이 중요합니다. 어린 아이들의 경우 만화, 봉제인형, 캐릭터 장난감 또는 다른 장난감을 사용하여 걱정에 대해 이야기할 수 있습니다(16장 참조). 자녀의 생각을 적어서 넣을 수 있는 걱정 상자나 공책을 만들게 합니다. 이 때 좋아하는 색상으로 장식하는 것도 도움이 됩니다. 나이가 많은 아이의 경우 좋아하는 카페에 가서 이야기를 해 보는 것을 함께 해볼 수 있습니다. 자녀의 걱정에 대해 조금 이야기한 후 아이가 좋아하는 것을 할 수 있다고 제안할 수 있습니다.-보고 싶은 영화 보기, 원하는 저녁 먹기, 함께 컴퓨터 게임 하기. 중요한 것은 자녀가 불안한 생각에 대해 말하는 데 익숙해지고, 그것이 귀찮은 일이 되지 않고 덜 불안해지기 위한 첫 단계가 되는 것입니다. 아이들이 자신의 불안한 예측을 설명하는 것은 때때로 까다로울 수 있습니다. 어떨 때는 이런 생각이 너무 빨리 머리에 떠올랐다 사라지기 때문에 거의 알아차리지 못합니다. 그러므로 자녀의 생각을 나중에 묻지 말고 가능한 한 그런 생각이 일어날 때 자녀에게 물어봅니다. 반면에 자녀는 자기가 걱정하는 것이 무엇인지 알고 있지만 다른 사람이 있으면 남의 이목을 의식할 수 있기 때문에 부모에게 말하기가 어려울 수 있습니다. 이는 부모가 생각에 대해 즉시 물어볼 수 없다는 것을 의미하지만 너무 나중까지 남겨 놓으면 안됩니다.

문제 해결

우리 아이가 무슨 생각을 하는지 알 수 없다면?

다음은 자녀의 불안한 생각을 알아내려 할 때 나타나는 몇 가지 흔한 문제와 시도해 볼 수 있는 해결책입니다.

1. 아이가 나중에 물어보면 걱정했던 것이 생각나지 않는다

고 한다.

아이가 실제로 걱정할 때, 불안하게 만드는 상황에 있을 때, 또는 그 직후에 물어봅니다. 이것이 가능하지 않다면, 아이에게 다시 그 상황으로 돌아가서 가능한 한 아주 자세히 상상하게 하거나 함께 실연해 보고 아이가 걱정했던 것을 기억할 수 있는지 확인합니다.

2. *주변에 많은 사람들이 있어서 그것에 대해 이야기하는 것이 불편하기 때문에 아이가 그 당시에는 무엇에 대해 걱정하는 지 부모에게 말하지 않을 것 같다.*

이것이 어려운 이유라면 아이에게 그 순간에는 말하도록 강요하지 않아야 합니다. 조금 더 기다립시다. 언제 이야기 주제를 꺼내고 아이의 불안에 대해 질문을 할 것인지에 대한 아이디어는 '때를 기다립니다' 단원을 참고하시기 바랍니다.

3. *부모가 아이에게 걱정거리가 뭐냐고 물어보면 아이는 "모르겠다"라고만 한다.*

93쪽 상자에 있는 모든 질문을 해보는 것이 좋습니다. 어떤 아이들에게는 "뭐가 걱정이야?"보다 "무슨 일이 생길 것 같니?" 또는 "최악의 상황으로 무슨 일이 생길 것 같니?"가 대답하기 쉽다. 질문이 막히면 '제의 하기' 단원을 참조하지만 '호기심 갖기' 단원을 유념합시다. 다음 표가 도움이 될 수 있는데, 표에는 여러 유형의 불안을 가진 아이가 가지고 있는 흔한 불안한 예측이 나와 있습니다. 표를 보면 잠정적으로 자녀에게 제안할 수 있는 몇 가지 아이디어를 제공할 것입니다.

불안의 유형	일반적인 불안한 예측
사회 불안	나는 혼날 것 같아. 사람들이 나를 비웃을 것 같아. 아무도 나를 좋아하지 않을 것 같아. 나랑 같이 놀아줄 사람이 없을 것 같아. 나는 연극에서 대사를 엉망으로 만들고, 사람들이 나를 안 좋게 생각할 것 같아. 나는 무슨 말을 해야 할지 모를 거고, 너무 어색해질 것 같아. 나는 바보 같은 짓을 할 거고, 너무 부끄러울 것 같아.
분리 불안	엄마한테 차 사고가 날 것 같아. 내가 잠들었을 때 누군가 우리집에 침입할 것 같아. 나는 실종되거나 누군가에게 납치될 것 같아. 우리 부모님이 엄청 아프거나 죽을 것 같아. 학교에 가면 아빠가 너무 보고 싶을 텐데, 어떻게 해야 할지 모르겠어. 어두워지면 귀신이 내 방에 들어올 것 같아.
범 불안	나는 내 일을 잘 못할 것 같아. 나는 시험에서 떨어질 것 같아. 나랑 내 친구 사이가 틀어질 것 같아. 나는 잠에 들지 못해서 내일 너무 피곤할 것 같아. 내일 학교에서 뭔가 안 좋은 일이 있을 것 같아. 홍수가 일어나서 사람들이 다치거나 죽을 것 같아. 비행기가 부숴질 수도 있고, 우리가 죽을 수도 있어.
특정 불안	그 개가 달려들거나 나를 물 것 같아. 학교에 누군가 아플 거고, 나도 아파질 것 같아. 그 주사는 엄청 아플 거고, 나는 너무 괴로울 것 같아. 그 거미가 내게 기어오를 거고, 그건 너무 끔찍해.

　　자녀의 불안한 예측이 무엇인지 알아내는 또 다른 방법은 자녀의 행동을 관찰하는 것입니다. 불안 때문에 피하는 것이 무엇인지 또는 어떤 상황이 특히 아이를 불안하게 만드는지

알아차리면 단서가 될 수 있습니다. 어떤 패턴이 있습니까?
다음은 부모가 부모 자신에게 물어볼 수 있는 몇 가지 질문입
니다.

자녀가 등교에 어려움을 겪고 있다면 어떤 날을 가장 피하
려고 하는가?

특정 수업이나 특정 유형의 활동과 관련이 있는가?

자녀가 특정 유형의 상황을 피하는가? 예를 들어, 낯선 사
람과 이야기하는 것, 평가 받는 상황, 개를 볼 수도 있는 장소.
부모는 자녀의 불안한 행동에 대한 어떤 패턴을 알아차릴 수
있는지 알아보고 이를 근거로 조심스럽게 제의를 해 봅시다
(100쪽의 표 참조).

4. *자녀가 특별히 걱정하는 것이 없다고 말한다. 아이는 그저*
불안감이 생길 뿐이거나 '불안감을 싫어하기 때문에' 불안
해지는 걸 걱정한다.

어떤 아이들은 불안해지면 어쩔 줄 몰라 할까 봐 그냥 걱
정하기도 합니다. 더 많은 정보를 얻기 위해 92쪽의 상자에
있는 몇 가지 질문을 사용하고 '호기심을 갖기' 단원에 유념
합시다. 예를 들어, "불안해지면 어떻게 될 것 같니?"라고 물
어도 아마도 아이는 그저 "불안이 느껴지고 그것은 끔찍하
게 싫다"라고 답할 것입니다. 그래도 괜찮습니다. 이는 아이
가 배워야 할 것이 불안감을 느끼는 것에 아이 스스로 대처할
수 있다는 것을 의미할 수 있습니다. 자녀의 구체적인 걱정을
파악할 수 없다고 해서 세상이 끝나는 것은 아닙니다. 부모는

이 책에 나온 방안들을 여전히 사용할 수 있지만, 부모의 초점은 아이가 약간의 불안감을 느낄 때 대처할 수 있도록 아이의 자신감을 키우고 아이의 행동을 변화시키기 위한 조치를 취하는 데 더 비중을 둘 것입니다.

5. *자녀가 걱정에 대해 말하기 싫다고 계속 그러는데, 말하면 더 불안하게 만들기 때문인 것 같다.*

걱정에 대해 이야기하는 것은 자녀가 불안을 극복하기 위해 무엇을 배워야 하는지 알아내는 중요한 단계입니다. 97쪽의 '재미있게 만들기 또는 보상하기' 단원을 참조하시기 바랍니다. 어떤 아이들은 걱정에 대해 이야기하기 위해 많은 격려가 필요하며 이를 재미있게 만드는 것이 격려에 좋은 방법입니다. 그러나 최선의 노력에도 불구하고 여전히 말하기 싫어한다면 대신 아이의 행동을 관찰하여 아이가 배워야 할 것에 대한 방안을 개발하는 데 도움이 되는 패턴을 찾는 것이 필요합니다.

결국 자녀는 무엇을 배워야 하나요?

본질적으로, 아이는 자신의 불안한 예측이 일어날 가능성이 낮다는 사실과 일어나더라도 해결 할 수 있는 방법이 있거나 생각/예상보다 더 잘 대처할 수 있다는 사실을 알아야 할 필요가 있을 것입니다. 부모의 주요 역할은 자녀가 나쁜 일이 생길 거라고 또는 어쩔 줄을 몰라 할 거라고 더 이상 **예상**하지 않는 다른 시각이나 관점을 개발하도록 지원하는 것입니다. 그렇게 하면 일어날 수 있는 일에 대한 새로운 생각에 자녀가 마음을 여는 데 도움이 될 것입니다. 때로는 아이의 불안한 예측이 실제 일어날 수도 있다는 것을 염두하는 것이 중요합니다. 부모는 확인해 보면 자녀가 예상했던 나쁜 일이 실제로 발생했고 다시 일어날 수도 있다는 것을 알게 될 것입니다. 예를 들어, 아이가 수업 시간에 대답을 잘못해서 모두가 웃었고, 그로 인해 당연히 당황하게 느꼈을 수 있습니다. 이 경우의 초점은 이런 문제 상황이 다시 발생할 경우 자녀가 이 문제 상황에 대처하고 해결하기 위해 무엇을 배워야 하는지(또는 해야 하는지)에 있어야 할 것입니다(11장 참조).

자녀가 불안한 예측에 대해 무엇을 배워야 하는지 알아보려면 먼저 다음 쪽에 나와 있는 표에 부모가 집중하고 있는 목표를 적어 둡니다. 두 번째 열에는 이 목표와 관련된 도전해 보는 상황에서 생길 수 있는 자녀가 예상하는 일을 기록합니다. 책에는 도움이 되는 몇 가지 예를 기술했습니다. 이제 부모는 불안 문제를 극복하기 위해 자녀가 무엇을 배워야 하는지 결정할 준비가 되었습니다. 이는 부모가 확인한 각 상황마다 다를 것입니다. 세 번째 열인 '우리 아이가 무엇을 배워야 하는가?'에 작성해 봅시다. 마술적이거나 신비적인 것이 없습니다. 자녀가 자신의 불안한 예측이 아닌 다른 일이 일어나기도 하고 일어날 수 있다는 것을 알기만 하면 됩니다.

목표	자녀는 무슨 일이 일어날 것이라고 예측하는가?	자녀는 무엇을 알아야 하는가?

다음은 도움이 될 수 있는 몇 가지 질문입니다.

- *자녀가 생각하는 대로 두려운 결과가 일어날 가능성이 있는가?*
- *두려운 결과가 발생하면 아이가 생각하는 것처럼 그 결과가 나쁜가?*
- *아이가 생각하는 것보다 더 잘 대처할 수 있는가?*

106쪽에 이를 안내하는 몇 가지 예가 있습니다. 이제 부모가 집중하고 있는 목표를 달성하기 위해 자녀가 무엇을 배워야 하는지에 대한 방안을 가지셨으면 좋겠습니다. 잘 이해하지 못했다 하더라도 걱정할 필요는 없습니다. 그건 아마 자녀가 예상하는 일을 부모가 아직 파악하지 못했다는 의미일 수 있습니다. 다음 단계에서 여전히 초기 방안을 시험해 볼 수 있습니다. 자녀가 알아야 할 것을 더 명확하게 해주는 과정을 통해 어떤 새로운 발견을 할 수 있거나 처음 생각했던 것과 다른 것을 알아야 한다고 제안할 수 있으며, 이는 아주 좋은 과정입니다.

목표	자녀는 무슨 일이 일어날 것이라고 예측하는가?	자녀는 무엇을 알아야 하는가?
수업 중에 정기적으로 질문하기	내가 무언가 잘못 하면 나는 혼날 것 같아. 선생님이 고함을 치거나 화를 낼 것 같아.	아이가 무언가 잘못 하면 실제로 무슨 일이 일어나는가 아이가 무언가 잘못을 하면 선생님은 어떻게 하고, 뭐라고 말하는가 아이가 무언가 잘못을 해도 아이는 엄마나 잘 대처하는가
종일 학교에 가기	내가 학교에 있는 동안 엄마가 다쳐서 나를 데리러 오지 못할 거야.	아이가 학교에 있을 때 대체로 엄마에게는 무슨 일 생기는지 엄마는 어디에 있고 무엇을 하는지 엄마가 학교에 데리러 올 수 없다면 엄마는 무엇을 하고 대신에 어떻게 조정 하는지
반복해서 자기 방으로 부모를 부르지 않고 잠자리 가기	나는 잠들지 못해서 내일 엄청 피곤할 것 같아. 내일 축구 시합에서 제대로 못할 거야. 친구들이 나에게 화를 낼 거고 다시는 선수로 뽑힘 수 없을 것 같아.	실제로 어떤 일이 일어나고 아이는 얼마나 많이 잘 수 있는지 축구 시합에서 아이는 어떻게 경기 하는지, 그리고 아이가 축구를 잘 하지 못하면 실제로 친구들은 어떻게 반응하는지

핵심 포인트

- 개방형 질문을 하여 자녀의 불안한 예측에 대해 알아봅시다.
- 부모가 이해했는지 점검하고, 아이에게 누구나 불안을 갖는다고 해주고, 항상 아이에 대해 호기심을 갖습니다!
- 순간을 잘 포착하여 재미있게 걱정에 대해 이야기할 수 있게 하고 이에 보상을 줍니다.
- 자녀가 무엇을 배워야 하는지 결정하기 위해 자녀의 불안한 예측을 이용합니다.

제 9 장

3단계: 독립심 길러주고 '한번 해보기'를 격려하기

이제 부모는 자녀가 불안으로 인한 어려움을 극복하기 위해 무엇을 알아야 하는지 이해하셨으면 좋겠습니다. 이 배움의 기회를 만드는 것에 대해 이야기하기 전에, 아이가 두려움과 걱정을 피하기보다는 새로운 것을 배우기 위해 기꺼이 불안을 유발하는 상황에 들어가 '한번 해보기'를 하도록 하기 위해 사용할 수 있는 몇 가지 전략에 대해 이야기할 것입니다.

일상 생활에서 독립심 촉진

책 전반부에서는 불안한 아이는 어떤 방식으로 어려운 상황에서 자신이 대처할 수 없을 것이라고 예측하고 생소하거나 힘들고 또는 불안을 유발하는 일을 해보는 것을 어떻게 피하는지에 대해 이야기했습니다. 또한 책에서는 사람들은 모두가 어떻게 경험을 통해 배우는 지에 대해서도 이야기했고,

이를 통해 차질과 불편함은 지나가고, 일이 항상 우리가 예상한 대로 되지는 않으며, 계속 노력한다면 어려움을 극복할 가능성이 높다는 것을 알 수 있었습니다. 자녀가 이것을 배우려면, 처음에는 항상 잘 풀리지 않더라도 잘 대처하고 성공할 수 있다는 것을 알아가기 위해서는 독립성을 개발하고 남의 도움없이 할 수 있는 기회를 가져야 합니다.

부모는 당연히 자녀가 어려운 상황에 잘 대처하지 못할 수도 있다고 걱정할 수 있습니다. 따라서 한 걸음 뒤로 물러서서 자녀가 스스로 힘든 일을 시도하도록 허용하는 것이 때때로 어렵게 느껴질 수 있습니다. 특히 자녀가 쉽게 당황해 하는 것을 보았다면 더욱 그렇습니다. 이전에 말했듯이 부모는 진화론적으로 자녀를 보호하게 되어 있으며, 자녀가 힘들어 하는 것을 보면 자녀를 도와주고 싶은 강한 충동을 억제하기가 매우 어려울 수 있습니다. 그러나 불행하게도 우리가 너무 일찍 개입하면 아이에게 '네가 잘 대처 못 할 것 같아' 또는 '너는 내 도움이 필요해'라는 메시지를 줄 수 있습니다. 대신, 아이들이 도전을 한번 해볼 수 있도록 지원함으로써 아이들은 일상 생활에서 더 자신감을 갖게 되고 독립적이 될 수 있습니다. 부모나 주변 사람이 자녀를 보호하려고 많은 노력을 기울이고 있거나 아이가 실패하거나 괴로워지는 것을 막기 위해 주변 세계를 통제하고 있는지 자문해 보는 것이 좋습니다. 부모가 나쁜 일이 일어날 가능성이 높다고 생각하고 부모가 아이 스스로 해결할 수 없다고 믿고 있는 것을 아이가 부모로부터 배우고 있지는 않습니까?

자녀가 시도해 볼 수 있는 활동 점검하기

자녀의 독립심을 장려하는 첫 번째 단계는 자녀가 해 볼 수 있는 일과와 일상 활동에 대해 생각해 보는 것입니다. 불안을 유발하는 활동보다는 일상적인 활동부터 시작하는 것이 도움이 될 수 있습니다. 일상 활동으로는 불안이 덜 생기지만 새로운 일을 할 수 있다는 확신을 자녀에게 줄 것이며 자신이 '성장'하고 있고 자신감이 생기는 것 같이 느끼도록 도울 것입니다. 자녀가 또래만큼 독립심이 있습니까? 자녀가 실제로는 스스로 할 수 있는 일을 해 달라고 부모에게 의존합니까? (예, 목욕하기, 도시락 싸기, 아침에 일어나기) 자녀가 현재 하지 않고 있는 것 중에서 무엇을 시작할 수 있습니까? 다음은 아이들이 연령대에 따라 참여할 수 있는 일상적인 활동입니다.

연령별 과제 사례

아이의 발달 단계	아이가 스스로 할 수 있는 과제
6-7세	양치질 머리 빗기 식탁 차리기 침실 정리 우편물 찾아오기 청소기 돌리기 애완동물 밥 주기 옷 입고 신발 신기

8-10세	(위 항목에 추가하여) 쓰레기 버리고 오기 식물에 물 주기 자신의 채소밭 가꾸기 가게에서 결제하기 간단한 음식 준비하기(예, 샌드위치) 알람 시계 듣고 일어나기 침구 정리하기 아침식사 준비하기
11-12세	(위 항목에 추가하여) 개인 소지품 챙기기 대중교통을 이용하여 짧은 외출 하기 가족들이 하루 동안 소풍갈 장소 계획하기 인터넷으로 가족들을 위한 정보 찾기

자녀가 해 볼 수 있는 세 가지 활동(목록에 있거나 부모가 생각한 다른 활동)을 정하고, 다음 주에 활동을 한번 해보는 것에 대해 자녀에게 이야기합니다.

성공을 위한 팁

다음은 부모가 정한 독립적인 활동에 참여하도록 성공적으로 격려할 수 있는 몇 가지 방법입니다.

1. 자녀에게 해야 할 일을 알려줍니다.

자녀가 이전에 이 특정 활동을 시도해 본 적이 없다면 각 단계의 활동을 보여주고 자녀가 해야 할 일을 이해했는지 확인합니다. 그런 다음 아이들이 한번 해 보게 합니다.

자녀가 해볼 수 있는 독립적인 활동

독립적인 활동	자녀는 언제 이것을 해보았는가?	성공하기 위해 부모가 사용한 팁	그것이 어떻게 되었는가? 자녀는 무엇을 하였는가?

2. 아이에게 자신감을 심어줍니다.

뒤로 물러나서 자녀가 해보게 합니다! 바디 랭귀지로 아이가 자신감을 갖도록 합니다. 전부 나 일부를 해내지 못하거나 일을 좀 엉망으로 만들더라도 해본 것에 대해 칭찬하고 아이가 할 수 있다고 부모는 생각한다는 것을 알려줍니다(아이가 조금 더 연습이 필요하거나 잘 하지 못하거나 부모가 원하는 방식으로 하지 않더라도). 자녀를 칭찬하는 방법에 대한 자세한 내용은 117쪽을 참조하시기 바랍니다.

3. 노력에 대한 보상

아이가 해보는 것을 꺼린다면 격려의 의미로 작은 보상을 주는 것이 도움이 될 수 있습니다. 자녀와 함께 보상을 사용하는 방법에 대한 정보는 121쪽을 참조하시기 바랍니다.

4. 침착함 유지

아이가 짜증을 내도 침착하게 대처합니다. 지금 하는 일을 하기 어려울 때 짜증이 나거나 실망할 수 있음을 부모는 이해하고 있음을 자녀에게 알려줍니다. 그러나 그 작업이 감당할 수 있는 경우 계속 해보라고 응원해 줍니다. 어느 시점에서 그 작업이 너무 어렵다는 것이 뚜렷해지면, 다시 축소합니다.

5. 천천히 단계별로 강화

자녀가 부모와 하는 과제를 너무 어렵다고 생각하면 더 작은 단계로 나누는 것이 좋습니다. 아이가 좀더 쉬운 단계를 완료하도록 하여 더 어려운 단계를 시작하도록 도와줄 수도 있습니다. 자녀가 더 많은 자신감을 갖게 되면, 모든 것을 독립적으로 할 수 있을 때까지 조금씩 도움을 줄여갑니다.

6. 선택권 주기

자녀가 시도하는 것을 매우 거부하더라도 포기하지 않습니다. 엄마 아빠는 우리 아이가 그것을 할 수 있을 거라고 생각한다고 알려줍니다! 아이가 계속 거절한다면 (과제 수행 여부가 아닌) 과제를 수행하는 방법 또는 시기에 대한 선택권을 제공합니다(예, 점심으로 빵을 먹을래 아님 밥을 먹을래? 몇 시에 목욕을 할래?).

7. 부모 자신의 어려움 공유

때때로 아이는 과제에 압도되어 매우 좌절하거나 화를 낼 것입니다. 새로운 기술을 배웠던 부모의 경험을 공유하는 것이 도움이 됩니다(예, 내가 네 나이였을 때 처음 자전거를 타는데 정말 힘들었어; 내가 혼자 탈 수 있을 때까지 할아버지가 아빠를 반복해서 연습하게 한 것 도움이 되었다고 생각해.)

8. 기록하기

부모와 자녀가 무엇이 도움이 되었는지 알아차리고 기억하도록 112쪽의 독립 활동 표를 완성합니다.

대처 할 수 있다고 자녀의 믿음 바꾸기

해 본 것 및/또는 해낸 것 대해 자녀에게 반드시 칭찬합니다. 자녀에게 어떻게 해내었다고 생각하는지 물어봅니다("어떻게 성공한 것 같니?", "얼마나 잘 해내었다고 생각하니?"). 그렇게 하면 부모는 자녀가 자신이 한 일에 대해 생각하게 해주고, 그것으로 부모는 대처에 대한 자녀의 믿음을 바꿔주기 시작할 것입니다("그래, 나 정말 잘했지", "잘했지, 이런 거 하는 데 이제 엄마, 아빠 도움 필요 없어, 나 혼자 할 수 있어"). 아이가 얼마나 잘 대처했는지에 대하여 언급합니다("와우, 아무 도움도 없이 잘 했네. 대단해!", "네 나이대의 많은 아이들이 혼자서 그렇게 할 수 없을 거라고 장담해").

아이가 얼마나 잘했는지를 부모에게 상기시키는 것도 중요합니다. 아이는 부모가 생각했던 것보다 실제로는 더 잘 대처할 수 있을지도 모릅니다.

내 아이가 이미 또래만큼 독립적이라면 어떻게 해야 하나요?

우리는 때때로 실제로는 상당히 독립적이지만 불안해하는 아이를 만나기도 하고 부모는 자녀가 참여할 새로운 활동을 찾기 위해 애씁니다. 하지만 유심히 생각해 보면, 부모는 아이가 할 수 있는 것, 대처할 수 있는 것에 대한 믿음을 쌓기까지 현재 하고 있지 않은 것, 그리고 다른 사람이 개입할 필요없이 스스로 할 수 있는 것들을 거의 항상 알 수 있습니다.

'한번 해보기' 격려하기

일상적인 상황에서 더 독립적이 되도록 자녀와 함께 작업한 지금, 자녀가 도전에 대처할 수 있고 스스로 그것을 할 수 있다고 믿기 시작하기를 바랍니다. 이와 함께 부모는 이제 자녀가 불안으로 인한 어려움을 극복하도록 돕는 일을 시작할 수 있습니다. 이는 8장에서 발견한 내용을 바탕으로 두려움을 극복하는 데 도움이 되는 새로운 정보를 배울 수 있는 기회를 만드는 것도 포함합니다. 아이가 두려워하는 상황에 대해 새로운 사실을 배우기 위해서는 현재 아이를 불안하게 만드는 상황에 들어가고 두려움을 피하기보다는 '두려움에 직면'할 수 있도록 반드시 지원될 필요가 있습니다.

두려움을 피하는 것은 여러 면에서 합리적인 전략처럼 느껴질 수 있습니다. 예를 들어, 레일라가 선생님에게 질문을 하면 급우들에게 자신이 얼마나 멍청한 지를 들키게 되고 자기를 바보처럼 보이게 만들거나 조롱을 당하게 만들 거라는 생각이 든다면, 레일라가 수업 시간에 손을 들고 싶지 않을 거라는 것은 당연합니다. 다만, 어려운 점은 레일라는 수업 시간에 전혀 손을 들지 않기 때문에 그녀의 불안한 예상이 사실인지, 아니면 급우들이 실제로는 눈 하나 깜짝하지 않을 것인지, 아니면 어떤 이유로 다른 아이들이 메몰차게 굴더라도 레일라가 대처할 수 있는지는 결코 알 수 없다는 점입니다. 따라서 이런 점을 알기 위해서라도 레일라는 선생님에게 질문을 해야 합니다. 따라서 회피를 줄이고 '한번 해보기' 훈련은 불안을 극복하기 위해 새로운 것을 배우는 것에는 중요합니다. 다음 전략은 자녀가 이렇게 하도록 격려하는 데 도움이 될 것입니다.

잘 살펴보고 칭찬하기

잘 살펴보고 칭찬하는 것은 아이들의 행동에 영향을 미치는 효과적인 방법입니다. 보통은 불안한 행동에 주목하기가 더 쉽습니다. 아이가 괴로워하면 위로하고 싶고 진정시키려는 것이 당연합니다. 그러나 맹점은 자녀가 자기의 불안한 행동으로 인해 의도치 않게 많은 관심을 받게 된다는 사실입니다. 아이의 불안한 행동에 너무 많은 관심을 주게 되면 불안한 행동은 많은 관심을 받는 반면, 불안이 아닌 '한 번 해보기' 같은 용감한 행동은 의도치 않게 무시당하는 악순환으로 이어질 수 있습니다. 이는 117쪽 도표(**그림 9-1**)에서 볼 수 있듯이 벤과 부모 사이에 일어난 일에서 알 수 있습니다. 다른 예로는 학교에서 또래 문제를 겪은 아이가 학교 상황이 어떠했는지에 대한 보다 중립적인 질문이나 또래와 일어났을 수도 있는 긍정적인 일에 대한 질문보다는 "오늘 *너 한테 못되게 굴던 아이가 있었어?*"라는 유도 질문을 받는 경우, 또는 취침시간에 아이들이 보통 본인의 걱정을 이야기하고 싶어하여 결과적으로 잠자는 시간을 늦추는 경우가 있습니다. 부모는 자주 이 때 무엇을 해야 하는지를 우리에게 묻습니다. 부모는 자녀의 걱정을 돕고 싶지만 동시에 그것에 대해 몇 시간 씩이나 이야기하고 싶어 하지는 않습니다! 이러한 상황에서는 자

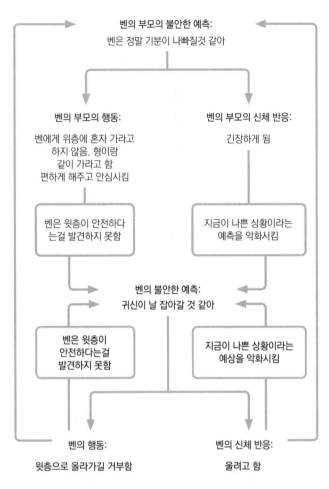

그림 9-1. '한번 해 보기' 행동보다는 회피에 초점을 맞출 때 생기는 악순환

녀의 감정을 인정해 주되("*이건 정말 너에게 어려운 일인 것 같아*") 다른 일로 넘어가기 전(예, 함께 책 읽기) 걱정거리에 대해 이야기하는 시간은 제한하는 것이 좋습니다("*아침에 이 것에 대해 10분 정도 이야기해 보자*"). (12장의 걱정 시간의 사용 참조)

레일라에게 한번 해보기를 격려하기

일반적이고 모호하게: "잘 했어, 레일라"

명확하고 구체적이게: '레일라, 오늘 아침 화내지 않고 일어나서 등교 준비한 것 정말 잘 했어, 가끔 월요일에 힘들어하는 걸 알지만, 이렇게 일어나서 잘 해내는 걸 보니 무척 자랑스럽구나!'

일반적이고 모호하게: "선생님께서 너를 칭찬하셨어, 참 잘했어!"

명확하고 구체적이게: "레일라, 네가 오늘 수업시간에 질문을 했다고 선생님께서 이야기 해주셨어, 분명 무서웠을 텐데, 잘 이겨냈구나, 참 잘했어!"

부모가 자녀의 용감한 행동을 얼마나 자주 알아차리거나 칭찬하는 지와 대비하여 자녀의 불안한 행동에 대하여 관심을 주는 (예를 들어 걱정을 이야기하거나 괴로운 행동이나 멘붕을 관리하는 것) 다양한 상황에 유의해야 합니다. 그런 상황을 바꾸고 두려움에 맞서려는 자녀의 시도에 더 많은 관심

을 기울이고 기회가 있을 때마다 이를 칭찬해야 할 필요가 있습니다. 예를 들어, 학교에서 어려움을 겪고 있는 자녀의 부모는 아이가 어려워하는 일뿐만 아니라 학교에서 좋았던 것 하나를 자녀에게 매일 말하게 하는 습관을 갖는 것이 좋습니다. 칭찬은 부모가 아이의 어떤 행동에 매우 기뻐했는지 아이가 정확히 이해하도록 명확하고 구체적이어야 합니다. 성취 그 자체만이 아니라, 불안을 느끼면서도 잘 해내게 하는 노력과 '해 보았다'는 사실에 칭찬의 초점을 맞추어야 합니다. 118쪽의 상자에 있는 레일라와 엄마 사이의 대화에서 발췌한 내용은 명확하고 구체적인 칭찬의 예를 보여줍니다.

이 모든 것이 간단하게 보이지만, 그것은 다른 아이에게는 당연하게 여겨질 수 있는 방식으로 아이가 행동하는 것을 살펴보고 알아차리는 것을 포함하기 때문에 때때로 매우 어려울 수 있습니다. 예를 들어 앞에서 처럼 벤은 혼자 위층에 올라가는 것을 무서워 했습니다. 벤은 때때로 무언가를 가지러 위층에 간신히 재빨리 갔다가 내려왔습니다. 이 행동은 좀 재빨랐지만 또한 아주 '정상적'이어서 보통 별말 없이 지나갔습니다. (다른 사람들 기준으로) 벤의 부모는 이러한 행동에 대해 더 많이 인지하게 되자 그걸 칭찬하는 데 두 가지 다른 걱정이 생겼습니다. 첫째는, 벤이 때때로 두려움에 직면하고 있는 것을 부모가 벤에게 더 잘 알게 만들어 그로 인해 더 큰 문제가 될 수 있고 실제로 벤이 그렇게 하는 것을 더 꺼리게 만들까 봐 걱정했습니다. 둘째는, 벤의 형제들은 늘 계단을 뛰어 오르내렸지만 그것에 대해 칭찬을 받지 못했습니다. 벤에게만 칭찬을 하는 것은 불공평해 보였습니다. 벤의 부모는 벤의 노력을 알아차리고 칭찬하는 일을 '한번 해보기' 했습니다. 부모는 칭찬이 때때로 벤이 계단을 올라가고 (그리고 그것에 대해 더 긴장하고) 있었다는 것을 더 잘 알게 하기보다는 벤이 그것을 정말로 반겼고 아무 일 없이 계단을 올라갈 수 있다는 자신감을 심어 주는 것 같다는 것을 알았습니다. 벤의 형제들은 벤이 위층으로 올라가는 데 어려움을 겪고 있다는 점을 제대로 인식했고 그래서 벤이 이에 대해 칭찬받는 것에 대해 불공정한 것이 아니라고 생각하는 것 같았습니다. 사실은, 형제들 스스로도 벤을 칭찬하는 일에 동참하기 시작했습니다. 곧이어 각 형제들이 하기 위해 애썼던 것들이 두드러지기 시작했습니다. (한 형제는 학교 시간에 맞춰 일어났고, 다른 형제는 숙제를 제시간에 끝냈다) 그래서 형제마다 자신의 특별한 노력에 대해 칭찬을 받기 시작했습니다.

보상

칭찬 외에도 보상을 주는 것은 아이들이 새로운 도전을 시도하도록 동기를 부여하고, 아이들이 한 일에 대해 부모가 얼마나 진가를 알아보고 있는지 알려주고, 그런 종류의 행동을 계속하도록 격려하는 효과적인 방법입니다. 보상은 비쌀 필요가 없습니다. 사실 비용이 전혀 들지 않는다. 우리는 종종 아이들에게 보상을 생각해 보라고 할 때 아이들이 떠올리는 보상에 놀랍니다. 예를 들어, 보상으로 벤은 '부모님과 공원에 가기'를 선택했고 레일라는 '케이크 만들기'를 선택했습니다.

다양한 성취에 맞는 일련의 보상 제공

부모와 아이는 다양한 목표에 맞게 일련의 보상을 제안할 필요가 있을 것입니다. 예를 들어, 만약 당신이 작은 목표를 큰 보상으로 보상한다면, 아이가 큰 목표를 달성했을 때 부모는 무엇을 하겠습니까? 123쪽의 작업 계획표는 부모와 자녀가 함께 보상 목록을 제시할 수 있는 방법을 제공합니다. 부모와 자녀가 모두 동의하는 것만 적습니다. 예를 들어, 아이들이 영화를 싫어한다면 아이들에게 영화관에 가는 걸 제안하는 것은 의미가 없으며, 마찬가지로 보상으로 현실 불가능한 일생의 여행을 설정하는 것도 의미가 없습니다!

즉각적인 보상

아이가 잘 해낸 즉시 또는 바로 직후에 자녀에게 줄 수 있는 보상을 제시합니다. 그래야 아이들은 무엇 때문에 보상을 얻은 것인지가 매우 분명해집니다. 또한 보상은 목표를 달성하지 못한 경우 자녀에게 주지 않아도 되는 것이어야 합니다. 결과와 상관없이 그 보상을 받을 수 있었다면 아이가 두려움에 직면하는 어려움을 감수해야 할 이유가 무엇이겠습니까? 효과가 없을 것 같은 보상의 예는 *"네가 이번 학기에 매일 제시간에 학교에 간다면 가족 모두는 여름에 여행을 갈 거야"* 입니다. 이 보상이 자녀의 '한번 해보기' 행동을 강화할 것 같지 않은 첫 번째 이유는 약속된 보상이 너무 먼 미래의 일이기 때문입니다. 예를 들어, 아이에게 전혀 좋은 일이 일어나지 않을 것처럼 보이는 일주일 내내 두려움에 직면해야 한다는 것을 의미합니다. 아이들은 그렇게 훗날의 일을 보상으로 느끼기 어렵습니다. 두 번째는, 목표가 달성되기 전에 휴가를 예약해야 하며 목표가 충족되지 않으면 가지 않기가 매우 어려울 것입니다. 더욱이 이번 보상은 너무 과도합니다! 자녀가 미래에 더 큰 목표를 가지고 있다면 부모는 그것을 어떻게 감당하겠습니까? 마지막으로 온 가족의 휴가가 아이 성과에 달려 있다면 아이에게 많은 부담을 주고, 당연히 가족 휴가가 취소되면 형제들은 매우 짜증이 날 것입니다. 이런 결과는 자녀에게 부정적일 수 있습니다. 우리가 논의한 것처럼 보상은 보너스로 작용해야 합니다.

보상 계획표

기억해야 할 사항:
- 명확하고 구체적인 칭찬합니다.
- 각 항목마다 보상의 범위를 포함합니다.
- 보상은 비쌀 필요가 없습니다.
- 보상에 대해 당신과 아이가 모두 동의합니다.
- 목표가 달성되지 않으면 보상을 줄 수 없음을 분명히 합니다.
- 목표를 달성한 즉시 혹은 금방 보상이 주어질 수 있게 노력해야 합니다.

아이와 함께 할 것들:

아이가 즐거워할 다른 것들:

보상 제공에 따르는 문제

부모는 때때로 자녀에게 보상을 주는 것에 대하여 염려가 있습니다. 아래 박스에는 부모가 제기하는 일반적인 우려 사항과 그것에 대한 대책이 나열되어 있습니다.

보상에 대한 부모들의 걱정

1. 아이에게 부모가 바라는 대로 행동하도록 매수하는 것 같습니다.

이따금 부모들은 보상을 통해 자녀를 조종하는 것처럼 느끼며, 이것이 잘못되었다고 느낍니다. 아이가 아닌 부모의 이득을 위해 무언가를 하고 아이가 '보상 받는' 것이라면 잘못된 것일 수 있습니다. 하지만 여기서는 미래에 아이에게 이득이 될 만한 일을 하도록 돕기 위해 보상을 이용하는 것입니다. 레일라의 염려에 관해서 보면, 선생님에게 질문을 하는 것은 나쁜 결과만 초래할 수도 있겠지만(레일라의 친구앞에서 바보처럼 보이는 것과 같은), 레일라 부모는 어른의 입장에서 길게 봤을 때 친구 앞에서 당당하게 이야기할 수 있게 되는 것이 레일라의 학업적, 사회적 측면에서 모두 유익하다는 것을 알 수 있었습니다. 그래서 부모가 준 보상은 '힘들었을 텐데, 너무 잘했어'라고 말해주는 것이었습니다. 보상에 대한 약속은 또한 레일라가 걱정하는 다양한 나쁜 상황과 더불어 이제 곧 생길 명백한 좋은 보상이 있을 거라는 생각에 균형을 맞춰주게 됩니다.

2, 어떤 행동에 대해서 보상을 주기 시작하면, 계속 보상을 주어야 할 것 같습니다,

부모가 보상 받을 만한 행동을 식별하게 되면 그 행동을 주시하게 되고, 그럼으로써 그 행동에 대해 일관성 있게 보상하게 되는 것은 사실입니다. 그러나 앞에서 언급했듯이, 보상은 아이가 마주하기 힘들어하는 일을 할 수 있도록 사용됩니다. 일단 그 일이 쉬워지면 (심지어 지루해질 수도 있음), 더 이상 보상을 필요로 하지 않게 되고, 보상을 다른 단계로 넘겨야 할 때입니다.(10장 참조). 레일라에게 엄마가 이야기한 것처럼 특정한 행동에 대한 보상의 종결이란 긍정적으로 받아들여질 수 있습니다. *"네가 수업이 끝난 뒤 선생님께 도움을 청하는 일을 요즘은 너무 잘해서 엄마가 상을 줄 필요는 없지만 수업 중에 도움을 청하는 것은 분명 보상을 받을 만해!"*

3, 보상이 없어도 이 행동을 하는 다른 아이들에게 불공평해요,

앞에서 칭찬과 관련하여 언급했듯이, 아이들은 각자 도전해야 하는 다른 것들을 가지고 있기 때문에 서로 다른 것들로 인해 보상을 받을 만하다는 것들을 이해할 수 있습니다. 저자가 상담했던 한 가족은 온 가족이 보상을 받는 훌륭한 시스템을 가지고 있었고, 그들 중 누군가가 그들의 특정 목표를 달성할 때마다 조약돌을 항아리에 넣었습니다. 그 항아리가 가득 차게 되면 온 가족은 가족 여행과 같은 보상을 함께 했습니다.

4. 왜 '당연한 행동'에 보상을 주어야 하나요?

부모가 아이에게 바라는 행동이 다른 많은 아이에게는 '당연'하게 보이겠지만, 아이에게는 그것이 어렵고 도움과 격려를 필요로 할 수 있습니다. 실제로 이 행동이 '당연'한 것처럼 보이면 보일수록, 아이에게는 자신이 그것을 할 수 없다는 사실이 스스로를 '다르다'거나 '이상하게' 느끼도록 하여 더 속상하게 할 것입니다. 아이가 한번 해보도록 동기를 부여할 뿐만 아니라, 보상은 자녀가 이룬 성과를 부모가 인지하고 있다는 것을 보여줌으로써 자녀의 자존감을 높일 것입니다.

다른 사람의 행동 관찰하기

　1부에서 논의한 것처럼 아이들이 행동하는 법을 배우는 중요한 방법은 다른 사람을 관찰하는 것입니다. 아이들은 흔히 사람들이 어떻게 행동하는 가를 모방하기 때문에 부모 자신의 행동을 지켜보고 두려움과 걱정을 가장 잘 다루는 방법을 자녀에게 보여줄 수 있는 모든 기회를 활용하는 것이 중요합니다. 이는 꼭 두려움과 걱정을 은폐하는 것을 의미하지 않습니다. 이렇게는 하기도 어렵고, 어떤 경우라도 아이들은 다 알고 무슨 일이 일어나고 있는지 알아차릴 수 있습니다. 숨기려고 하기보다, 부모가 무언가에 대해 불안해하거나 걱정하고 있음을 자녀에게 알리는 것이 실제로 도움이 될 수 있습니다. (아이가 듣기에 적절한 주제이기만 하면, 예를 들어 취업 면접이나 지각에 대한 걱정은 함께 해도 괜찮지만 돈 걱정이나 인간관계 문제는 아닙니다). 저자 경험에 따르면, 일반적으로 직업상 예정된 면접이나 프레젠테이션에 대해 부모가 걱정하고 있다고 자녀에게 알리거나 개에 대한 두려움이나 다른 특정 공포증을 공유해도 좋습니다. 부모가 곧 닥칠 불안을 유발하는 일이 있다면 자녀와 그것에 대해 이야기하는 것이 좋습니다. 부모가 무엇을 걱정하지만 또한 불안을 느끼더라도 부모는 그것을 할 것임을 분명히 아이에게 알려줍니다. 두려움에 직면하는 모범을 보여주는 것은 정말 강력할 수 있습니다. 틀림없이, 자녀가 두려움에 직면할 것으로 기대하려면 부모도 똑같이 하려고 노력하는 것은 마땅합니다! 부모가 그렇게 했을 때, 그것이 어떻게 되었는지 아이에게 알려줍니다. 저자 경험에 따르면, 아이들은 어떻게 되었는지 궁금해하기 때문에 부모가 아이에게 말해주기 전에 보통 물어볼 것입니다! 부모가 알아낸 것을 자녀에게 말해줍니다. 잘 안 되었습니까?, 아니면 예상보다 실제로 더 잘 되었습니까? 잘 안 되었다면 부모는 대처했습니까? 실제로 그 결과에 놀랐습니까? 부모는 다시 해보아야 합니까? 아니면 앞으로 이 문제를 어떻게 다룰지 결정하기 위해 자녀는 부모가 어떤 문제-해결(11장)을 하는 데 도움을 줄 수 있습니까?

부모가 경험한 불안이 너무 심해서 두려움에 직면할 준비가 되어 있지 않다고 느끼면, 부모가 두려워하는 상황에 대한 다른 (긍정적인) 반응을 아이가 보게 되도록 자녀에게 이 특정 상황에서 좋은 모범을 보일 수 있는 다른 사람이 있는지 생각해 봅시다. 예를 들어, 치과 치료가 무서워서 치료 받을 때 이것이 너무 심하다면, 누가 자녀를 데리고 가서 좋은 모범을 보일 수 있을지 생각해 본다. 아이에게 이는 치과 치료가 위험한 것이 아니고 부모의 걱정일 뿐이라는 것을 확실히 합니다. 부모가 매우 불안을 느낄 때 자녀를 돕는 것에 대한 자세한 내용은 14장을 참조하시기 바랍니다.

다른 사람의 태도 관찰하기

아이들은 또한 다양한 상황에서 *자신이* 하는 행동에 다른 사람이 어떻게 반응하는지를 통해 어떻게 행동해야 하는지를 배웁니다. 예를 들어, 사라의 부모는 거미에 대한 사라의 두려움을 잘 알고 있었습니다. 부모 중 어느 누구도 거미를 특별히 좋아하지는 않았지만 사라가 거미는 무섭다는 것으로 학습하지 않도록 사라 앞에서 두려움을 보이지 않으려고 매우 애를 썼습니다. 그러나 (5장에서 논의한 바와 같이) 사라는 거미를 무서워 하는 것에 대한 자기 생각을 뒷받침할 수 있는 정보를 찾고 있었습니다. 거미가 근처에 있을 때 사라의 부모는 사라가 무서워할 까봐 걱정하지 않을 수 없었습니다. 사라는 부모 표정의 미묘한 변화를 포착하고 이를 거미는 진짜로 피해야 할 대상이라는 더 많은 증거로 해석했습니다. 불안해하는 아이는 때때로 부모가 걱정하고 좌절하게 할 수 있습니다. 이러한 태도가 자녀와 함께 하는 작업에 방해가 되지 않도록 관리하는 방법을 찾는 것이 중요합니다. 14장에서는 특히 자녀에게 제공하는 도움을 극대화하기 위해 자신의 불안을 관리하는 방법에 중점을 둡니다.

한번 해보기!

이제 부모는 자녀가 두려움을 극복하는데 도움이 될 새로운 정보를 배우게 하기 위한 도전을 할 수 있도록 도울 준비가 되었습니다. 10장에서는 부모와 자녀 모두가 관리할 수 있는 방식으로 이를 수행하는 방법을 설명합니다.

핵심 포인트

- 자녀가 독립적으로 할 수 있는 활동을 알아봅니다.
- 자녀가 스스로 대처할 수 있다는 믿음을 갖도록 격려합니다.
- 자녀의 불안한 감정을 인정하되 불안한 행동에 대한 관심을 최소한 줄입니다.
- 자녀가 '한 번 해보기'를 하는지 살펴봅니다.
- '한 번 해보기'에 대해 칭찬과 보상을 합니다.
- 자녀에게 두려움을 관리하는 방법에 대한 좋은 모범을 보여 줍니다.

제 **10** 장

4단계: 두려움과 걱정을 극복하기 위한 단계별 접근법

이제는 자녀가 불안을 극복하는 데 도움이 되는 새로운 사실을 알게 하기 위해 새로운 작업에 도전하도록 해야 할 시기입니다. 결국 아이는 실제로 벌어지는 일에 대해 새로운 것을 배우고 자신의 대처 능력에 대해 인식하기 위해 불안하게 만드는 일을 해야 할 것입니다. 간단히 말해서, 아이는 두려움에 직면해야 합니다! 10장에서 설명하는 단계별 접근법을 적용하기 위해서는 자녀가 두려움을 극복하기 위해 배워야 하는 것에 대하여 7장에서 결정한 목표와 8장에서 발견한 내용을 다시 참조해야 합니다.

두려움에 대한 직면 배우기

우리가 두려움에 직면하고 우리의 불안한 예측에 대한 새로운 사실을 알아내지 않는 한 불안은 사라지지 않을 것입니다. 항상 사람들이 두려워하는 것들로부터 피하거나 도망친다면, 무슨 일이 벌어지는지, 그것들이 정말로 생각했던 것만큼 나쁜 것인지, 또는 실제로는 그것들에 대해 대처할 수 있는지를 결코 알 수가 없습니다. 이는 레일라가 선생님에게 질문을 하면 반 친구들이 자기를 바보처럼 볼 것이라고 생각했기 때문에 수업 중에 손을 들지 않은 앞 장의 내용처럼 레일라에게 일어난 일이라는 것을 알 수 있습니다. 이 장의 주요 개념은 아이가 두려움에 직면해야 새로운 시각을 갖게 된다는 것입니다. 레일라와 같이 자녀도 자신의 두려움이 사실무근이라는 것을 잘 알게 될 것입니다. 또는 나쁜 일이 발생하더라도 아이는 실제로는 그런 것에 대처할 수 있거나 그런 일을 다루기 위한 새로운 기술을 개발할 기회를 얻을 수도 있다는 사실을 아이가 알게 된다는 것입니다.

단계별 접근법

불안하게 만드는 것을 피하려고 하는 것이 사람들의 자연스러운 반응이기 때문에 두려움에 직면하는 것은 정말 어려운 일입니다. 그러기에 레일라에게는 손을 들고 반 학생들 앞에서 크게 말하는 것은 두려운 일이었습니다. 우리가 레일라에게 계속해서 이렇게 하라고만 했다면 아이는 아마도 괴로워했을 것이고 우리의 권유를 따르지 않았을 것이며 덜 불안해지는 것에 대해 아주 절망적인 느낌을 받았을 것입니다. 두려움에 직면하는 것을 더 쉽게 할 수 있는 한 가지 방법은 천천히 그리고 점진적으로 단계별로 진행하는 것입니다. 어려운 일을 하기 위해 점진적으로 접근한다는 아이디어는 보통 아이들에게 친숙합니다. 예를 들어, 우리가 때때로 아이들에게 두려움을 어떻게 다루어야 하는지에 대해 말할 때, 아이들은 우리에게 매우 좋은 조언을 해줍니다. 아래 예는 저자의 클리닉 아이와의 대화록에서 가져온 것입니다.

치료사: 문제는 내가 정말 개를 좋아하지 않는다는 거야. 개는 정말 무서워. 그런데 친한 친구가 매우 큰 개를 키우고 있는데, 그 개가 진짜 많이 짖어. 하지만 정말 나는 걔네 집에 놀러 가고 싶어. 내가 어떻게 했으면 좋겠어? 어떻게든 그냥 가 볼 수는 있겠지만, 너무 큰 개라서 너무 무섭고 그 집에 오래 못 있을 것 같아. 내가 더 해 볼 수 있는 게 있을까?

잭: 일단 가서 작은 개와 노는 게 어때요?

치료사: 그거 참 좋은 생각이네. 나는 사실 많이 짖지 않는 작은 개가 있는 또 다른 친구도 있어. 먼저 거기를 가봐야겠네. 내가 작은 개에 익숙해지면 큰 개가 그렇게 무섭지 않을 수도 있겠다.

계획 세우기

자녀와 함께 명확한 단계별 계획을 세우면 부모가 정한 목표에 부모와 아이 모두가 명확하게 집중할 수 있습니다. 7장에서 보면 부모는 자녀와 함께 작업할 목표를 중요한 순서대로 결정했습니다. 또한 처음부터 단기, 중기 또는 장기 목표에 따라 어디에 집중할지 여부를 결정했습니다. 이 목표를 단계별 계획에 대한 초점으로 사용합니다. 더욱이, 계획을 제시하는 방법을 창의적으로 개발하여 이런 작업을 재미있게 만들고 캐릭터와 다양한 색상을 사용하여 만들면 자녀가 계획 수립에 참여하게 될 것입니다. 먼저 부모 계획의 체계를 만듭니다. 예를 들어, 계획을 간단히 사다리를 올라가는 아이로 만들거나 달로 날아가는 로켓(비행하다가 어느 별에서 내리기, **그림 10-1** 참조), 또는 철도를 따라가는 기차로 보여줍니다 (종착역으로 가다가 역으로 표시된 다양한 단계에 내리기). 자녀가 제안하는 내용에 귀를 기울이고 자녀의 관심사를 최대한 활용하려고 합니다. 몇 가지 아이디어는 아래 제공된 예를 참조합니다.

'최종 목표'

부모와 자녀는 모두가 작업하고 있는 주요 목표인 '최종 목표'를 향한 단계를 해결해야 합니다. 이를 수행하기 위해 먼저 최종 목표가 무엇인지 명확히 해야 합니다. 위에서 제안한 대로 7장 부모의 목표는 무엇입니까?에서 작업하기로 결정한 목표를 사용합니다.

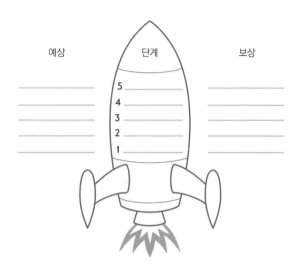

그림 10-1.

최종 목표

레일라: 학급 앞에서 선생님께 질문하기

무함마드: 한 주간 매일 밤 자기 방에서 혼자 자기

벤: 모두 아래층에 있을 때, 위층에서 혼자 30분간 컴퓨터
          하기

사라: 살아있는 거미를 손 위에 올려 놓기

최종 목표와 함께 부모와 자녀는 '최종 보상'도 결정해야 합니다. 9장에서 부모와 자녀는 가능한 보상 목록을 제시했습니다. 이제 그 목록으로 돌아가 최종 목표 달성과 같은 큰 성과에 걸맞는 보상을 찾을 때입니다. 최종 목표와 함께 단계별 계획에 이것을 적습니다.

최종 목표와 보상

레일라
목표: 학급 앞에서 선생님께 질문하기
보상: 엄마와 저녁에 외식하기

무함마드
목표: 한 주간 매일 밤 자기 방에서 혼자 자기
보상: 친구 셋을 불러 자면서 놀게 하기

벤
목표: 모두 아래층에 있을 때, 위층에서 혼자 30분간 컴퓨터 하기
보상: 테마파크 놀러가기

사라
목표: 살아있는 거미를 손위에 올려 놓기
보상: 친구와 영화 보러 가기

부모의 목표를 단계로 나누기

일단 부모가 최종 목표를 정했다면 다음 작업은 자녀가 새로운 사실을 알게 되고 불안을 극복하고 최종 목표에 도달하는 데 도움이 되는 새로운 정보를 배우는 것을 점진적으로 할 수 있게 하는 더 작고 관리하기 더 쉬운 단계로 나누는 것입니다. 8장 '자녀가 알아야 할 것'에서 확인한 내용을 점진적으로 배우도록 하기 위해 자녀는 무엇을 할 수 있는지 생각해 봅시다. 자녀가 압도 당하지 않고 끝이 보이도록 약 10단계(그러나 단계를 더 적게 할 수도 있다)를 넘지 않는 것이 유용합니다. 아이가 그 때 이미 어느 정도 할 수 있는 단계부터 시작하는 것도 도움이 될 수 있습니다. 자녀가 첫 단계에서 빠르고 쉽게 한번 해보기를 할 수 있다면 단계별 계획을 진행하는 것이 더 쉬울 것입니다. 다음은 레일라의 단계별 계획의 사례입니다.

보시다시피 레일라의 단계는 레일라가 그 단계에 맞게 다른 사람들 앞에서 말할 때 일어나는 일에 대해 조금 더 알아가고, 레일라가 불안해 했던 예측이 맞는지를 보며, 전체 학급 앞에서 선생님에게 질문을 하는 최종 목표를 향해 구축해 나가는 기회를 주는 것입니다. 단계는 가장 작은 것부터 아이에게 가장 불안을 유발하는 것으로 순서가 정해집니다. 자녀가 이전 단계를 완료할 때까지 다음 단계에 대한 예측을 기입하지 않는 것이 좋습니다. 그러면 이로 인해 다음 단계에서 일어날 것으로 예상되는 것이 바뀔 가능성이 있기 때문입니다.

레일라의 단계별 목표

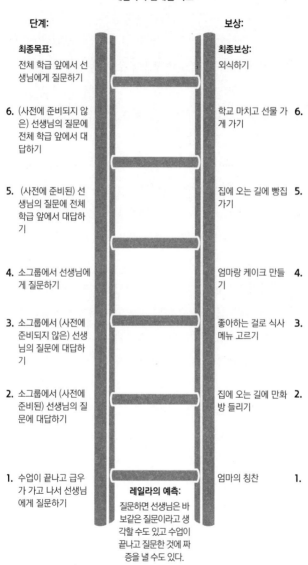

단계:

보상:

최종목표:
전체 학급 앞에서 선생님에게 질문하기

최종보상:
외식하기

6. (사전에 준비되지 않은) 선생님의 질문에 전체 학급 앞에서 대답하기

학교 마치고 선물 가게 가기 **6.**

5. (사전에 준비된) 선생님의 질문에 전체 학급 앞에서 대답하기

집에 오는 길에 빵집 가기 **5.**

4. 소그룹에서 선생님에게 질문하기

엄마랑 케이크 만들기 **4.**

3. 소그룹에서 (사전에 준비되지 않은) 선생님의 질문에 대답하기

좋아하는 걸로 식사 메뉴 고르기 **3.**

2. 소그룹에서 (사전에 준비된) 선생님의 질문에 대답하기

집에 오는 길에 만화방 들리기 **2.**

1. 수업이 끝나고 급우가 가고 나서 선생님에게 질문하기

엄마의 칭찬 **1.**

레일라의 예측:
질문하면 선생님은 바보같은 질문이라고 생각할 수도 있고 수업이 끝나고 질문한 것에 짜증을 낼 수도 있다.

자녀가 어느 상황을 가장 두려워할지는 항상 분명한 것은 아니므로 아이가 어떻게 생각하는지 물어보는 것이 중요합니다. 어떻게 단계의 순서를 정할지 알 수 있도록 자녀에게 다음과 같은 척도에 각 단계를 수행하는 동안 얼마나 두렵게 될 것 같은지 평가하게 합니다.

0	1	2	3	4	5	6	7	8	9	10
전혀			약간		어느정도		많이		아주, 아주 많이	

그림 10-2. 걱정 척도

139쪽의 표를 사용하여 자녀의 단계를 생각해 봅시다. 그리고 자녀가 각 단계를 수행하는 데 얼마나 불안을 느끼는지 평가하게 합니다.

자녀는 각 단계를 수행할 때 얼마나 불안을 느낍니까?

부모가 생각한 단계별 계획에 자녀가 평가하여 가장 덜 무서운 것부터 가장 무서운 것 순서로 단계를 추가하거나 134쪽의 로켓을 사용할 수 있습니다. 142쪽과 144쪽에서 각 단계에 대한 보상과 함께 사라와 벤의 단계별 계획을 볼 수 있으며 이로써 부모의 계획에 대한 아이디어를 얻을 수 있습니다

단계별 계획에 포함할 단계	자녀가 이 단계에서 얼마나 불안을 느끼는가?

각 단계에 대한 보상 정하기

자녀가 무엇을 향해 작업하고 있고 그 과정에서 무엇을 얻을 수 있는지 명확하게 볼 수 있도록 처음부터 모든 단계에 대한 모든 보상을 명시하는 것이 도움이 됩니다. 예를 보려면 사라와 벤의 단계별 계획(142쪽과 144쪽)을 참조하시기 바랍니다.

각 단계에 대한 예측 해보기

자녀를 두려움에 직면하게 하는 주된 이유는 그들이 예상했던 일이 실제로 일어나는지 또는 그 밖에 다른 일이 일어나는지 보아서 새로운 정보를 확인할 수 있도록 하기 위해서입니다. 따라서 일단 자녀가 단계별 계획의 한 단계를 완료하면 아이가 알게 된 내용에 대해 부모와 아이가 생각해보는 것이 중대합니다. 이를 수행하는 가장 좋은 방법은 각 단계를 실험처럼 해보는 것입니다. 자녀에게 한 단계를 완료하기 전에 물어본다. "무슨 일이 일어날 것 같니?" 이는 학교에서 과학 실험을 마치기 전에 교사가 아이에게 묻는 것과 비슷합니다. 이 특정 상황에서 자녀의 예측은 무엇입니까? 그들의 예상 또는 예측은 계획의 각 단계마다 조금씩 다를 수 있으므로 이를 확인하는 것이 중요하다는 점을 염두에 두어야 합니다.

또한 자녀는 한 단계에 대해 하나 이상의 예측을 할 수 있습니다. 이는 아주 긍정적일 수 있습니다. 사실, 그것은 아이가 한 가지 일만 일어날 것이라고 가정하기보다는 이미 다양한 가능성에 대해 생각하고 있다는 것을 암시합니다. 기본적으로 부모는 아이가 무엇을 예측하는지 알고 싶기 때문에 아이가 새로운 것을 배울 수 있도록 아이의 예측과 실제로 일어난 일 사이의 차이점을 알아차릴 수 있게 하기 위해 부모는 '실험' 후에 아이와 함께 이에 대해 검토할 수 있습니다. 이런 방식으로, 부모는 자녀가 불안해 하는 예측을 물어보고 대안 가능성을 고려하도록 도와주어 자녀를 지원할 수 있습니다. 레일라의 단계별 계획에 나타난 것처럼 첫 번째 단계(수업이 끝난 후 선생님에게 질문하는 것)에 대한 레일라의 예측은, '선생님이 그것은 바보같은 질문이라고 생각할 수도 있고 수업이 끝나고 질문한 것에 짜증을 낼 수도 있다'였습니다.

중요한 것은 한 번에 모든 단계가 아닌 아이가 직면할 다음 단계에 대해서만 예측을 하게 하는 것입니다. 왜냐하면 아이가 현 단계를 수행할 때 희망적으로 새로운 정보를 알아가고 이것이 이후 다음 단계에 대한 예측에 영향을 미칠 수 있기 때문입니다.

사라의 단계별 계획

단계:

보상:

최종목표:
살아있는 거미를 손으로 잡는다.

최종 보상:
친구와 영화를 보러 가기

5. 살아있는 거미를 확대경을 쓰지 않고 1미터 내외의 거리에서 1분 이상 보기

케이크 만들기 **5.**

4. 살아있는 거미를 확대경을 쓰고 1분 이상 보기

아빠와 보드게임을 하기 **4.**

3. 죽은 거미를 손으로 잡아 보기

과자 주기 **3.**

2. 죽은 거미를 확대경을 쓰고 보기

부모님이 칭찬을 해 주기 **2.**

1. 거미의 사진을 책으로 보기

사라의 예측:
거미는 징그럽게 생겼을 것이다. 속이 뒤집어지는 느낌으로 기분이 나빠질 것이다.

부모님이 칭찬을 해 주기 **1.**

실천에 옮기기

지금까지 이 장에서는 단계별 계획을 짜는 방법에 관한 것이었습니다. 이제는 자녀가 뛰어들어 계획의 첫 번째 단계를 시도할 때입니다. 앞서 언급했듯이 자녀가 달성할 수 있다고 부모가 알고 있는 단계, 예를 들어 아이가 이전에 한두 번 했을 수 있는 작업부터 시작하는 것이 좋습니다. 이미 이전에 해봤더라도 단계별 계획을 계속 진행할 수 있도록 아이에게 많은 칭찬과 격려를 주는 것이 필수적입니다.

천천히 한다

첫 번째 단계가 아주 잘 진행된다면 자녀는 최종 목표를 향한 단계로 속도를 높여 진행할 준비가 되었다고 느낄 것입니다. 그러나 속도를 조금 낮추는 것이 좋습니다. 자녀가 다음 단계로 넘어가기 전에 각 단계에서 완전히 자신감을 느끼는 것이 중요합니다. 너무 빨리 서두르면 다음 단계가 준비되지 못하여 아이는 매우 겁을 먹게 되어 자신감을 잃고 모든 단계를 포기하고 싶어할 수 있습니다. 대신, 자녀가 다음 단계를 시도할 수 있을 만큼 충분히 자신감을 갖기 위해 배웠어야 할 것을 알아가는 것이 좋습니다. 그렇지 않은 경우라면 유사한 단계로 다시 시도해야 할 필요가 있습니다. 자녀가 작업하는 단계에 대해 여전히 약간 불확실하다고 느끼는 것은 괜찮지만 이러한 두려움에 압도될 만큼은 되지 않아야 합니다. 대신 단계별 계획을 계속 진행하기 위해 감당할 수 있을 정도이어야 합니다. 물론 같은 보상을 반복해서 주지 못할수는 있지만, 반드시 성공한 것은 계속해서 칭찬하고, 그것을인정해 주기 위해 조금 작은 보상을 제공하는 것이 좋습니다.

벤의 단계별 계획

예측:	최종목표: 엄마가 아래층에 있어도 위층에서 30분 컴퓨터 게임하기	최종보상: 놀이공원 놀러 가기
예측:	7단계: 엄마가 아래층에 있어도 내 방에서 10분간 책을 읽거나 놀기	보상: 스케이트 타러 가기
예측:	6단계: 엄마가 부엌에 있어도 내 방에서 5분간 책을 읽거나 놀기	보상: 수영장 가기
예측:	5단계: 엄마가 계단 밑에 있으면 내 방에서 5분간 책을 읽기 (또는 놀기)	보상: 친구와 놀기

예측: _____	4단계: 엄마가 아래층 부엌에 있어도 계단 중턱에서 5분간 책을 읽기	보상: 새 책 사 주기
예측: _____	3단계: 엄마가 아래층에 있어도 계단 중턱에서 5분간 책을 읽기	보상: 원하는 영화 보기
예측: _____	2단계: 엄마가 계단 밑에 있으면 계단 위까지 올라 갔다가 중턱에서 있기	보상: 칭찬 스티커 2장
예측: 나는 아마 다칠지 모르고 엄마는 그때 내 옆에 없을 것이다.	1단계: 엄마가 계단 밑에 있으면 계단 위까지 올라 가기	보상: 칭찬 스티커 1장

사전에 단계를 계획한다

어떤 단계는 사전에 신중한 계획이 필요합니다. 예를 들어, 레일라의 단계별 계획에는 사전에 계획한 질문을 선생님이 레일라에게 하는 것이 포함되었습니다. 여기에는 분명히 몇 가지 미래 계획이 필요할 것이므로 레일라의 엄마는 자신과 레일라가 진행하고 있는 계획에 대해 이야기하기 위해 선생님을 만나기로 약속했습니다. 레일라의 엄마는 교사에게 자신이 사용하고 있는 다양한 방법과 특히 레일라에게 가장 도움이 되었던 방법에 대해 이야기할 기회를 가졌습니다. 레일라의 선생님은 기꺼이 계획에 참여했고 레일라에게 어떤 질문을 하고 어떤 대답을 들어야 하는지 함께 결정하기 위하여 수업 시작 전에 레일라를 만나는 데 동의했습니다. 선생님이 레일라와 엄마가 무엇을 하려고 하는지 알게 되자, 선생님은 레일라가 수업 시간에 말하는 것 관련해서 레일라가 좀 나아진 징후가 있었는지 살펴볼 수 있었고 레일라에게 반드시 윙크하거나 미소를 지었습니다. 교사뿐만 아니라 다른 가족, 클럽 선생님 및 친구와 같이 자녀를 돕고 격려할 수 있는 사람과 함께 하는 것이 좋습니다. 자녀가 더 많은 칭찬과 지원을 받을수록 아이는 자신의 성취를 더 잘 알게 될 것입니다.

각 단계 검토

자녀가 단계를 마치면 무슨 일이 일어났는지 꼼꼼하게 확인하는 것이 매우 중요합니다. 자녀가 예측한 것과 같았는지 아니면 달랐는지, 아이는 무엇을 알게 되었는지와 같은 질문으로 부모는 아이가 호기심을 갖게 하고, 새로운 사실을 발견하고, 아이의 예측이나 예상과 실제로 일어난 일 사이의 차이를 알아차리고, 다르게 생각하기 시작하게 북돋울 수 있습니다. 그러면 아이는 불안을 극복하기 위해 알아야 하는 것을 잘 습득할 수 있습니다.

자녀가 한 단계를 완수한 다음에 해야 할 유용한 질문

1. 무슨 일이 일어났니?
2. 네가 생각했던 거랑 같니? 네 예측대로 이루어졌니?
3. 또 무슨 일이 생겼니? 그게 무엇이었니? 많이 놀랐니?
4. 어떻게 대처했었니? (네가 그 단계를 얼마나 잘 대처했는지에 놀랐니?)
5. 그 단계를 하면서 너는 무얼 알았니?

다음은 레일라와 엄마가 첫 번째 단계를 완료한 후 나눈 대화입니다.

엄마: 어떻게 됐어? 선생님에게 질문을 할 수 있었어?

레일라: 응, 나 했어!

엄마: 대단해, 용감하게 그 단계를 해내고 잘 했어, 그랬더니 뭐라셔?

레일라: 선생님이 대답 해주셨어!

엄마: 너는 어떻게 될 거라고 생각했는지 기억나?

레일라:　응, 선생님이 내 질문을 바보 같다고 생각하고 짜증 낼 것 같았어.

엄마:　그렇게 되었어?

레일라:　잘은 모르겠지만 괜찮았던 것 같았고 관심이 있는 것 같았어. 절대 짜증 내지는 않았어. 많이 웃으셨어.

엄마:　음, 흥미롭지 않니? 이번 일로 알게 된 것이 있어?

레일라:　잘 모르겠어. 할 수 있을 것 같아

엄마:　그래, 좋아. 다른 건 없어?

레일라:　내가 질문할 때마다 사람들이 못되게 반응하지는 않을 것 같아.

엄마:　그래 맞아.

　단계별 계획을 보고 자녀의 진행 상황을 기록하고 또한 각 단계 후에 자녀가 알게 된 내용을 적어 두는 것이 좋습니다(150쪽 표 참조). 자녀에게 '한번 해보기'(9장)를 격려하기 위해 어떤 전략을 사용했는지를 적는 것도 좋습니다. 자녀가 지금까지 배운 내용을 8장에서 배워야 한다고 언급한 내용과 비교합시다. 부모는 자녀가 지금까지 얼마나 많이 알게 되었고 더 알아야 할 것이 무엇인지 확인합니다. 아이가 무엇을 알아야 하는지 부모가 확실히 모르면 단계별 접근 방식을 사용하면서 아이가 다른 것을 배울 필요가 있는지 확인합니다. 현재 단계에서 걱정이나 불안에 대한 구체적인 사실을 알 수 없다면 이를 위해 더 많은 또는 다른 단계를 추가해야 합니다.

예를 들어 벤은 단계별 계획의 모든 단계를 완료했습니다. 벤과 부모는 정말 만족스러웠지만 벤은 여전히 혼자 위층에 올라가는 것이 매우 걱정되었습니다(이제 자기 방에서는 혼자 30분을 보낼 수 있었지만). 벤의 걱정에 대해 부모가 질문을 더 많이 하고 무슨 일이 일어날 것 같으냐고 물었을 때 벤은 귀신이 화장실에 있을 것 같아 여전히 걱정된다고 말했습니다. 자기가 컴퓨터 게임을 꼭 조용히 하기 때문에 귀신은 자기가 거기 있는 줄은 모르지만 귀신을 볼까봐 무서워 화장실은 못 가겠다고 말했습니다. 벤과 부모는 새로운 단계별 계획을 짜기로 결정했습니다. 이번에는 귀신이 진짜 욕실에 있는지에 대한 벤이 새로운 사실을 수집하는 데 도움이 되는 단계를 포함하기로 했습니다. 벤의 최종 목표는 화장실에서 혼자 있는 시간을 점점 더 늘리는 것(10초에서 5분으로)을 포함하여 점진적인 단계를 통해 밤에 혼자 화장실에 들어가는 것이었습니다.

단계별 계획에 따른 자녀의 진전의 기록

날짜/시간	자녀는 어느 단계를 시도했는가?	자녀가 '한번 해보기'를 하도록 부모가 사용한 전략	그것은 어땠는가? 자녀는 무엇을 했는가?	아이는 무엇을 알게 되었는가?

안전 행동

안전 행동은 아이가 두려움에 맞서기 위해 한번 해보기에 충분할 정도로 안전하다고 느끼게 할 행동입니다. 이는 자기가 혼자가 아니라는 것을 확인하거나, 특정 물건을 가지고 있거나, 자기가 있는지 귀신이 알아차리지 못하게 벤은 위층에서 아주 조용히 컴퓨터를 사용하는 것처럼 어떤 방식으로 숨어 있는 것과 같습니다. 친구 집에서 자고 올 때나 수학 여행에 좋아하는 봉제 인형을 가져가는 것과 같이 안전 행동은 흔히 있고 새롭고 잠재적으로 불안을 유발하는 상황에 있는 아이를 지켜 주는 데 도움이 될 수 있습니다. 그러나 아이가 안전 행동에 너무 의존하게 되면 그것 만으로 불안을 감당할 수 있다고 생각하기 때문에 아이가 상황에 대처하는 법을 배우는 걸 방해할 수 있습니다. 아이가 선택하는 안전 행동을 살펴봐야 합니다. 예를 들어 주머니에 좋아하는 장난감이 있으면 자녀가 처음 두려움에 직면하는 데는 도움이 될 수 있지만, 이 소품에 의존하지 않도록 해야 합니다. 아이가 하나 이상의 안전 행동을 사용한다면 아이가 이를 점차 줄이도록 단계별 계획에 포함시킵니다. 예를 들면 단계 연습을 두 번 하는데, 처음에는 안전 행동을 사용하고 다음은 안전 행동 없이 해보는 것입니다.

안전 행동의 예:
- 조용히 말하기 또는 전혀 말 안하기

- 수업 중 고개를 안 들기
- 마실 물 가지고 있기
- 학교에 좋아하는 장난감 가지고 가기
- 집을 나서기 전에 항상 "안녕, 사랑해. 엄마"라고 말하기
- "다 괜찮지" 라는 안심시키는 말 요구하기
- 책가방을 여러 번 챙기기

문제 해결

1. 부모가 그 단계를 아이에게 하게 하면 자녀가 매우 힘들어 하고 불안해 합니다.

무엇이 아이를 불안하게 하는 지 물어봅니다. 아이는 무슨 일이 생길 거라 생각합니까? 아이가 나쁜 일이 생길 거라 아주 걱정한다면 부모는 불안을 조금 줄이게 하기 위해 그 단계를 마치기 전에 아이가 다른 방법을 고려하게 합니다. 예를 들면,

레일라는 자기가 물어보면 선생님이 짜증내고 바보 같다고 생각할거라 무서워 했습니다. 레일라 엄마는 레일라가 혹시 그렇지 않고 다른 일이 생기지는 않을 까 물어보았습니다. 레일라는 확신이 없었습니다. 엄마는 학급에 다른 아이가 물어보면 무슨 일이 벌어지는 지 물어보았습니다. 친구가 전에 물어보았는데 선생님은 좋아했고 짜증내지 않는 것 같다고 레일라는 말했습니다.

자녀에게 그 밖에 다른 일이 일어날 수 있다는 것을 물어
보면 두려움에 맞서고 그 단계에서 한번 해보기를 할 수 있습
니다.

다음은 부모가 사용할 수 있는 몇 가지 질문입니다.

1. 이전에 또는 네가 전에 x를 했을 때 무슨 일이 일어났었니?
2. 같은 상황에서 친구에게는 무슨 일이 있었니?
3. 그거 말고 다른 일이 일어날 수 있니?

아니면 자녀에게 너무 까다로운 단계의 특정 측면이 있을
수 있습니다. 138쪽의 척도로 불안을 다시 평가하여 처음에
생각했던 것보다 실제로는 더 높은지 확인합니다. 더 높다면
더 쉬운 계획을 먼저 완수하도록 수정한 계획으로 단계를 더
작게 나눕니다. 예를 들어,

사라의 첫 단계는 거미의 사진을 보는 것이었습니다. 사라는
매우 힘들어 했습니다. 엄마가 사라에게 이유를 물었을 때,
사라는 만화 그림은 괜찮지만 사진은 너무 불안하게 만들어
서 거미 악몽을 꾸게 될까봐 걱정되기 때문에 거미의 사진은
볼 엄두가 나지 않았다고 말했습니다. 엄마와 사라는 사진 보
기를 단계로 나누기로 결정했습니다. 첫 번째 단계는 만화 그
림일 것이고, 그런 다음 감당할 수 있을 것 같은 사진들을 선
택하고나서 모든 종류의 거미 사진을 보도록 했습니다.

2. 자녀가 그 단계 해보기를 거부합니다.

자녀가 왜 그것이 어려운지, 무슨 일이 생길 것 같은지 말할 수 있다면 아이에게 물어본다. 1번 항목에서와 같이 나열된 질문을 사용하여 그외에 다른 일이 발생할 것 같은지 물어봅니다. 이것은 아이가 그 단계에서 한번 해보기를 도울 수 있습니다.

그렇지 않으면 아이가 처음 생각했던 것보다 불안이 더 높은지 확인하기 위해 척도를 이용해 불안을 다시 평가하게 합니다. 그것이 맞다면 다른 단계를 선택하거나 원래 단계대로 하는데 더 자신감을 가질 수 있도록 더 작은 단계로 세분화합니다. 자녀가 자기 불안을 비교적 낮게 평가한다면 그것은 아이가 그저 자기 두려움을 마주할 동기가 없거나 관심이 없을 수도 있습니다. 9장에 있는 전략을 검토하여 자녀에게 더 자립하도록 그리고 '한번 해보기'를 격려합니다.

부모는 자녀가 이러한 목표를 완수하도록 동기부여가 되었는지 여부도 고려해야 합니다. 부모는 아이가 더 동기부여가 되도록 할 수 있습니까? 다른 보상을 제공하는 것도 고려합니다. 끝내 자녀가 이 단계 또는 다른 단계를 완료하려 하지 않는다면 목표를 재검토해야 합니다. 중-장기 목표로 시작했었다면 먼저 단기 목표에 집중해야 할 수도 있습니다. 그것이 아이에게 더 감당 가능하고 동기부여가 될 수 있습니다.

3. 자녀에게 그 단계를 다 마치라고 하면 성질을 부립니다.

아이들은 때때로 불안을 느낄 때 성질을 부리는데, 이는 불안을 표현하는 또 다른 방법일 수 있습니다. 부모가 이런 경우라고 생각한다면, 위의 문제 해결 1번의 요령을 따릅니다. 아이들은 때때로 단지 무언가를 하기 싫을 때도 성질을 부립니다. 그리고 그것은 아이의 불안 수준과 무관합니다. 이런 경우라면, 9장에 있는 전략을 다시 살펴봅니다. 하려고 하는 단계에 따라 에 걸맞는 다른 보상을 제공하거나 다양한 선택을 하도록 고려합니다.

4. *자녀가 한 단계를 마치려다가 힘들어 지는 '그 순간'일 때 어떻게 해야 하나요?*

자녀가 괴로워할 때 어떻게 해야 할 바를 모른다면 부모는 찢어지는 듯한 느낌을 받을 수도 있습니다. 부모는 이것이 불안을 즉시 줄여줄 것이라는 것을 알기 때문에 아이가 단계를 완료하지 않게 할 수 있습니다. 하지만 동시에, 부모는 아이가 두려움에 직면하는 것의 이점을 알 수 있기 때문에, 계속 하도록 격려하고 싶어 할 수도 있습니다.

이럴 때는 다음과 같이 해보는 것이 좋습니다.

- 자녀의 고통을 알아차려 줍니다.
  "엄마는 네가 얼마나 불안한지/무서운지 알아, 그건 정말 끔찍할/힘들 것 같아."
- 자녀에게 계속 두려움을 직면해보라고 격려합니다.
  "너는 정말로 두려움에 직면하려고 하고 있구나, 진짜 대단해, 계속 해봐!"
- 할 수 있을 거라고 엄마 아빠는 믿는다고 자녀에게 알려줍니다.
  "넌 할 수 있어, ~ 을 어떻게 했는지 생각해봐, 네가 할 수 있다는 걸 알아.”

- 자녀가 그 단계를 완료하고 보상을 생각하면 기분이 어떨
지 생각해 보게 합니다.

"이걸 하면 얼마나 좋을지 생각해 봐. 그걸 해내면 우리는
영화를 보러 갈 거야.”

- 자녀가 계속 괴로워하는 경우 괴로움에 반응하지 않도록
하고 (또는 이러한 행동에 주의를 기울이지 않도록 하고)
자녀가 잘 해낼 수 있다는 신뢰를 계속 보여줍니다.

"엄마는 지금 부엌에 갈 테니 필요하면 말해” / “이제 일하
러 갈게. 놀이터에 가서 친구랑 놀아”

5. *단계를 완료하려고 하는 동안 자녀가 공황 발작을 일으키
거나 불안으로 인한 신체적 증상으로 힘들어 하면 어떻게
해야 할까요?*

- 자녀가 매우 숨 가빠 하거나 과호흡을 할 때 가능하면 아
이에게 천천히 호흡하게 격려합니다. 자녀에게 ‘괜찮아질
것입니다. 그리고 이러한 감각은 위험하지 않고 지나갈 것
이며 해롭지 않다’라는 메시지를 줍니다.

- 아이의 호흡이나 다른 신체적 증상에 집중하면 어떨 때는
상황을 더 악화시킬 수 있다는 점을 주지합니다. 아이가
그것 말고 다른 것에 집중할 수 있게 합니다. 주변에서 나
는 소리를 듣게 하고, 주변의 색깔을 알아보게 하고, 이를
아이에게 큰 소리로 말하게 합니다.

- 불쾌한 신체 증상의 관리에 대한 자세한 내용은 13장을

참조합니다.

중단해야 할 타이밍

때때로 어떤 아이는 두려움을 마주하는 것이 매우 어렵다는 것을 알게 되고 아이들이 극도로 힘들어할 수도 있습니다. 그래서 부모는 그저 그만 두어야 할 때가 있을 수 있습니다. 만약 부모가 어떤 단계에서 한번 해보기를 중단해야 한다해도 아이가 이것을 실패로 생각하지 않는 것이 중요합니다. 우리 모두에게 나쁜 날도 있을 수 있다는 것을 잊지 말아야 합니다! 자녀가 혹시 너무 피곤해 하지 않을 때, 아니면 한번 해보기 할 동기가 더 커질 수 있는 다른 날에 다시 시도합니다. 아마도 그 단계가 너무 과하거나 빨랐을 것입니다. 이 일에 대한 책임을 져 줍니다. 예를 들어, "미안해, 우리가 잘못 알고 있는 것 같아. 우리는 다른 단계를 먼저 하는 게 좋겠어. 걱정하지 마. 준비가 된 다음 이 걸 다시 할 수 있을 거야.'

계획에 없던 실험

이 책에서는 등급별 단계적인 계획을 사용하여 자녀가 두려움에 직면하도록 장려하는 것에 대해 이야기했습니다. 때때로, 부모는 또한 더 자연스러운 방식으로 두려움에 직면할 기회가 생긴다는 것을 알게 되기도 합니다. 다음은 자연스럽게 생길 수 있는 기회의 몇 가지 사례입니다(물론 이 사례는 단계별 계획의 일부일 수도 있습니다!).

1. 휴일 동안 개가 있는 공원에서 놀기.
2. 선생님께 아이가 잊어버린 숙제가 무엇이었는지 물어보기.
3. 카페에서 돈을 내보기.
4. 엄마가 가게에 잠깐 들릴 동안 수영장에서 친구와 친구 엄마와 함께 있기.

단계 계획과 마찬가지로 기회가 있을 때마다, 이렇게 하면 어떤 일이 일어날 것이라고 생각하는지, 아이의 예측은 무엇인지 아이와 함께 확인합니다. 가능하다면 보상을 제공합니다. (현장에서 보상에 대해 생각해야 할 수도 있습니다!). 나중에 무슨 일이 일어났는지, 자녀가 무엇을 알게 되었는지도 확인해야 합니다. 불안한 예측을 시험해 볼 수 있는 어떤 기회라도 자녀의 불안에 영향을 미칠 가능성이 높습니다. 그러니 당신이 할 수 있을 때마다 이런 시도를 합시다!

핵심 포인트

- 자녀가 두려움에 직면하면 이전에 불안하게 생각했던 예측에 대한 새로운 사실을 알게 될 수 있습니다.
- 자녀가 점진적으로 두려움에 직면하도록 도와주십시오.
- 자녀와 함께 단계별 계획을 세우십시오.
- 각 단계에 대해 예측하고 나중에 이를 검토하십시오.
- 각 단계에 대한 보상을 줍니다.
- 단순한 실험을 이용합니다.
- 각 단계/실험에서 일어나는 일과 자녀가 배운 것을 기록하십시오.

제 **11** 장

5단계: 불안에 대한 문제 해결법 배우기

지금까지 자녀가 불안을 극복하기 위해 필요한 것을 알아갈 수 있도록 새로운 정보를 모으도록 돕는 데 중점을 두었습니다. 이를 위해 부모는 아이가 두려움을 단계별 방식으로 마주하도록 격려했습니다. 아이는 불안한 예측이 항상 일어나는 것은 아니거나 자신이 생각했던 것보다 더 잘 대처할 수 있었다는 것을 알아가기 시작했을 수도 있습니다. 하지만 때때로 아이에게는 나쁜 일이 일어날 수도 있다고 생각하는 충분한 이유가 있을 수 있습니다. 아이가 예측하는 일이 실제로 일어날 가능성은 꽤 높을 수 있습니다. 예를 들어, 괴롭힘을 당하고 있는 아이는 당연히 매일 학교에 가는 것에 대해 불안을 느낄 것입니다.

이는 진짜 어려운 일로, '실생활 문제'입니다. 이런 상황에서 아이가 불안해하는 것은 충분히 이해할 수 있고 그 문제는 해결되어야 할 필요가 있습니다. 하지만, 부모가 알고 있는 어떤 아이는 이와 동일한 일이 발생하더라도 상당히 다르게 반응한다고 느낄 수도 있습니다. 어떤 아이가 얼마나 불안해질 지에 대해 차이를 만들 가능성이 있는 한 가지는 그 아이가 얼마나 그 문제에 변화를 만들 수 있는지에 대한 자신감입니다. 이전 장에서 말했듯이 더 불안한 아이는 어떤 상황에 대처할 수 없을 것이라고 생각하고 가능한 한 빨리 그 상황에서 벗어나게 할 수 있는 해결책을 제시하려고 할 것입니다(이 문제가 다시 발생하지 않도록 하는 해결책을 제시하는 대신). 이 책은 아이가 '실생활의 문제'가 있을 때를 인식하고 그 문제를 해결하는 데 자신감을 가질 수 있도록 돕습니다.

문제 해결이 필요한 때

따라서 이 책이 말했듯이 자녀가 실생활 위협이나 문제에 마주쳤다면 문제 해결이 필요합니다. 예를 들어, 자녀가 수학을 어려워 하면 다가오는 수학 시험을 잘못 볼까봐 걱정할 수 있습니다. 이런 상황에서는 단지 아이에게 두려움을 직면하라고 시키는 것보다 문제 해결 접근 방식이 더 도움이 될 수 있습니다. 자녀가 그저 무슨 일이 일어나는지 보기 위해 수학 시험을 친다면 그것으로 자녀는 어려움을 겪고 불안을 느끼거나 그 결과에 대해 걱정하게 만들 수 있습니다. 물론 아이는 어느 시점에서 두려움에 직면하고 수학 시험을 치러야 하지만 먼저 어려움에 대한 가능한 해결책을 내놓는다면 더 잘 준비되었다고 느낄 것입니다. 괴롭힘은 문제 해결을 통해 다

룰 수 있는 또 다른 실생활 문제입니다. 이것이 자녀와 관련
된 경우, 자녀가 괴롭힘을 당했을 때 다른 구체적인 조치도
취해져야 하기에 20장도 읽어보기 바랍니다.

문제 해결이 유용할 수 있는 또 다른 상황은 부모와 아이
가 단계별 계획을 사용하여 두려워하는 상황에 대한 수집된
정보를 가지고 있을 때와 아이가 두려워하는 상황이 일어날
가능성이 희박하더라도 가능성이 없지는 않다고 결론을 내
렸을 때입니다(예, 도둑이 집에 들어오는 경우). 이것은 아이
가 두려움에 직면하는 것을 계속 방해하고 적어도 어느 정도
까지 아이 불안이 계속될 수 있습니다. 아이는 때때로 "x은
일어날 것 같지 않다는 것을 알지만 만약 일어난다면 어떨까
요?"라고 말합니다. 문제 해결은 아이가 일어날 가능성은 거
의 없지만 여전히 일어날 수 있는 상황을 다루는 방법을 알아
내도록 돕는 데 유용할 수 있습니다. 때때로 가능성은 없지만
두려워하는 상황을 다루기 위한 계획을 세우는 것은 자녀가
통제력을 더 많이 느끼도록 도와줌으로써 자녀의 불안을 더
줄이는 데 실제로 도움이 될 수 있습니다.

문제 해결은 자녀가 사전에 어느 정도 체계화가 필요한 단
계별 계획안에서의 한 단계에 도달하는 경우에도 유용할 수
있습니다. 예를 들어, 사라의 단계 중 하나는 확대경 아래에
서 죽은 거미를 보는 것이었지만 사라는 죽은 거미이나 확대
경도 없었습니다! 이를 이유로 그 단계를 피하기보다는 사라
와 아빠는 이 어려움을 극복하기 위해 할 수 있는 일을 알아
내기 위해 문제 해결을 사용했습니다.

독립적으로 문제 해결하게 하기-답을 주지 않고 질문 하기

아이가 매우 불안해할 때 부모가 아이를 위해 문제를 해결해 주려고 하는 것은 매우 솔깃할 수 있습니다. 결국, 부모는 자녀가 속상해 하지 않게 하려고 부모가 할 수 있는 모든 것을 다 하고 싶어합니다. 그러나 자녀가 문제를 해결할 수 있다는 자신감을 가지려면 부모가 거기에 있든 없든 스스로 문제를 해결하는 방법을 배워야 합니다. 그렇다고 해서 이것이 자녀가 다른 사람에게 도움을 요청할 수 없다는 의미는 아닙니다. 도움을 요청하는 것은 많은 문제를 해결하기 위한 좋은 전략이 될 수 있지만(예를 들어 왕따 상황에서는 종종 필수적입니다), 그러나 여러 가지 방법 중에서 이 해결책을 고려할지, 앞으로의 최선의 방법에 대한 의사 결정에 참여할지는 자녀에게 달려 있습니다. 이러한 이유로 자녀가 무엇을 배워야 하는지 부모가 알아내려고 할 때 권고한 것처럼(8장), 부모가 문제 해결을 사용할 때도 자녀에게 답을 주기보다는 자녀에게 질문을 하는 것이 정말 중요합니다.

단계별 문제 해결

독립적이고 효과적으로 문제를 해결하게 하기 위해서는 일련의 단계가 필요합니다. 책에서 설명하는 단계는 많은 어른들이 어떤 문제에 부딪혔을 때 반사적으로 이러한 단계를 사용하기 때문에 부모에게는 익숙하게 보일 수 있습니다.

그 단계로는,

1. 문제가 무엇인지 명확히 합니다.
2. 가능한 한 많은 솔루션을 생각합니다.
3. 가능한 각각의 솔루션의 결과를 고려하고 어느 것이 최선인지 결정합니다.
4. 결정하고 한번 해봅시다!
5. 어떻게 진행되는지 검토하고 필요한 경우 다른 작업을 시도합니다.

이러한 단계를 따르면 자녀가 이 새로운 기술을 개발하기 위해 해야 할 일이 무엇인지 명확하게 할 수 있습니다. 결국 그 단계는 부모와 자녀에게 습관처럼 될 것입니다. 그리고 단계 모두를 하나씩 하나씩 끝까지 자리를 지키고 헤쳐 나갈 필요는 없을 것이지만, 이 단계에 도달하기 위해서 부모는 이러한 방식으로 문제를 해결하는 것이 습관이 될 때까지 그 단계를 계속하는 것이 좋습니다.

작성해야 할 몇 가지 문제 해결 표가 이 장의 끝에 있습니다. 표는 부모와 자녀에게 단계별로 안내해 줄 것입니다. 부모는 표를 사용하여 자녀의 문제 해결에 대한 시도를 기록지에 남겨 두어야 합니다. 이를 통해 (1) 미리 적어두면 기억할 것이 적어서 간단해지고, (2) 부모가 진행하고 있는 과정을 자녀에게 완전히 명확하게 보여주며, (3) 나중에 같은 문제가 다시 발생하면 자녀가 표를 다시 보고 무엇을 할 수 있는지 확인할 수 있기 때문입니다.

무엇이 문제인가?

당연한 것 같지만 첫 번째 단계는 무엇이 문제인지 알아내는 것입니다. 이 문제를 완전히 이해할 수 있는 유일한 방법은 자녀가 문제를 설명하는 것입니다. 부모가 무엇이 문제인지 안다고 가정하면 안됩니다. 자녀가 말을 하면 자녀에게 다시 말하여 부모가 제대로 이해했는지 확인합니다. 이것이 진정한 우려의 원인이라고 생각하든 아니든, 그것은 분명히 아이를 걱정시키는 것이기 때문에, 부모가 이해해 줄 필요가 있지만, 부모는 그런 논의에 아주 사실적으로 유지해야 합니다. 아이가 걱정하고 있고 해결해야 할 문제가 있다는 것을 부모도 알고 있다는 것을 자녀에게 전해지기를 바랍니다. 그럼 어떻게 해결될까요? 아래는 대리 선생님이 교실에 오기 전날 밤 레일라와 엄마가 나눈 대화의 예입니다.

엄마: 레일라, 너는 요즈음은 학교에 정말 즐겁게 잘 다녔던 것 같은데, 지금은 가고 싶지 않다고 하네? 무슨 일 있어?

레일라: 내일 대리 선생님이 오실 거예요.

엄마: 그랬구나, 그 일로 무엇이 걱정되는데? (질문하기)

레일라: 그 선생님은 처음 보는 선생님일 것 같아요. 그래서 그 선생님은 내가 수학을 정말 어려워한다는 것을 모를 것이고 내가 질문에 대답하지 못하면 화를 내실 것 같아요.

엄마: 그렇구나. 그래서 만약 레일라가 틀리면 문제를 몰라서가 아니고 주의를 기울이고 있지 않았기 때문이라고 선생님이 생각하실 까봐 걱정하고 있구나. (이해여부 확인)

레일라: 네.

엄마: 이것은 전에 네가 확인해 본 상황하고 같구나. 네가 수업 중에 질문을 했을 때, 네가 무서워했던 것만큼 나쁘지 않을 수도 있다고 생각했던 것 같은데. (이전에 내용을 상기 시킴)

레일라: 선생님이 나에게 질문을 하지 않을 수도 있고, 선생님이 질문을 했더라도 내가 틀리지 않을 수도 있고, 내가 틀렸다고 해도 선생님이 내가 멍청하다고 생각하지 않을 수도 있다는 걸 알아요. 하지만 여전히 그렇게 생각이 안되요. '만약 그런 일이 생기면 어떻해요?'

엄마: 음, 힘들겠구나. 생각을 해보고 해결하기 위해 할 수 있는 일이 있는지 알아보자. (이해함을 알려주기; 문제 해결법 준비하기)

브레인스토밍 해법 찾기

아이는 문제에 대한 해결책을 찾아내는 일이 어려울 수도 있습니다. 지금까지 문제를 다루는 것을 피했을 수도 있고, 아니면 문제가 모두 해결되었을 수도 있습니다. 이유가 무엇이든, 이 단계는 전적으로 아이가 해결책을 찾는 습관을 갖도록 돕는 것입니다. 이 시점에서 솔루션이 무엇인지, 또는 솔루션이 효과가 있을지는 중요한 것이 아닙니다. 그저 해결책을, 그것도 많이 찾아내는 일이 중요합니다! 어떤 해결책이든 단지 해결책을 찾아 내려고 한 것만으로도 칭찬받을 만하며, 모든 아이디어는 진지하게 받아들여질 만합니다. 아이가 문제와 불안을 극복할 방법에 대해 생각하는 것을 한번 해보는 것이 긍정적이고 중요한 단계입니다!

아이가 정말로 어떤 해결책을 찾아내기 위해 애쓰고 있다면, 부모는 부드러운 조언을 해줄 필요가 있습니다. 하지만 예전처럼, 해답이나 해결책을 주기보다는 질문을 하도록 합니다. 예를 들어, "이 상황에서 걔는 무엇을 할 것 같아?", "전에 이런 일이 일어났을 때, 너는 그때 어떻게 했지?", "만약 친구가 이 문제를 가지고 있다면, 너는 친구에게 어떻게 하라고 할거야?" 또는 더 많은 것이 필요한 경우, "엄마(아빠)는 이런 문제가 있는 사람을 아는데 그 사람은 … 했어, 너도 그렇게 할 수 있어?"와 같은 질문을 합니다.

다음은 레일라가 수학을 어려워 한다는 사실을 모를 대리교사에 대해 레일라가 걱정하고 있다는 문제를 해결하기 위해 가능한 한 많은 해결책을 생각하려고 한 레일라와 엄마의 대화입니다. 만약 아이가 여전히 아이디어를 내기 어려워 한다면, 몇 가지 제안을 하는 것도 좋습니다. 하지만 제안은 부모와 아이가 정말로 꽉 막힐 때까지 기다립니다. 이전 장에서 언급했듯이, 제안할 때 완곡하게 했는지, 명령보다 질문으로 표현되었는지 확인합니다(예를 들어 "~ 해"라고 말하기보다는 "~를 할 수 있을 것 같은데, 어때?" 또는 "~를 하는 거 어때?")

레일라: 내가 뭘 할 수 있을지 모르겠어, 집에 있는 것 말고는! (얼굴이 상기되며!)

엄마: 알았어, 그것도 하나의 해결책이야, 잘 했어, 우리가 다른 해결책이 찾아낼 수 있을까? (칭찬, 질문하기)

레일라: 내일 폭설이 와서 학교 못 가게 되면 좋겠어,

엄마: 그래, 좋네, (웃음) 네가 뭐 다른 거 할 수 있는 건 없을까? (칭찬, 질문하기)

레일라: 모르겠어,

엄마: 네 친구 제인은 어때? 제인도 영어로 좀 힘들어 하잖아? 대리 교사가 있을 때 제인은 어떻게 해? (완곡한 제안)

레일라: 제인은 학교에서 평가를 받았기 때문에 모든 교사는 제인은 도움이 필요하다는 것을 알거야,

엄마: 알았어, 그러니까 선생님이 미리 알고 계시면 도움이 될 수 있겠네, 엄마가 그걸 어떻게 하면 될까? (질문하기)

레일라: 엄마가 편지를 쓰면 돼.

엄마: 그거 좋은 생각이네. 그거 말고 또 네가 할 수 있는 게 있을까? 수업 초기 같을 때? (칭찬, 질문하기)

레일라: 선생님께 말씀드릴 수 있어.

엄마: 좋아. 그것도 정말 좋은 생각이야. 잘하네.(칭찬)

최선의 해결책은 어떤 것인가?

자녀는 어떤 것이 해 볼수 있는 최선의 해결책이 될 건지 결정하는 방법을 배워야 합니다. 그러기 위해서는 (1) 어떤 일이 (장기적이고 단기적으로) 일어날지, (2) 해결책이 얼마나 실용적인지 (또는 실행 가능한지) 고려해야 합니다. 아이가 진지하게 찾아낸 모든 해결책을 부모는 받아들이면서, 모든 아이디어(심지어 바보처럼 보이는 것들도)를 하나씩 검토하여 어떤 일이 일어날지 그리고 그 해결책이 실행 가능한지 알아봅니다. 역시나, 답변은 보류하고 질문합니다. 아래 상자에는 자녀가 각 솔루션의 결과에 대해 생각하게 해 볼 수 있는 몇 가지 예제 질문이 나와 있습니다.

최선의 해결책은 무엇일까요?
질문의 예시는 다음과 같습니다:

"만약 네가 …한다면 무슨 일이 일어날까?"
"마지막에는 무슨 일이 일어날까?"
"너는 (이 상황에 대해서) 어떻게 느끼게 될까?"

다시 말하지만, 아이는 이런 식으로 생각하는 것에 익숙하지 않을 수도 있습니다. 이 경우 부모는 자녀에게 다시 부드럽게 촉구할 필요가 있습니다. 이전처럼 아이가 스스로 이것에 대해 생각할 수 있도록 답을 주기보다는 질문을 하는 것을 고수하도록 합니다. 아래의 레일라와 엄마 사이의 대화에서 이 사례를 볼 수 있을 것입니다.

엄마: 우리는 선택할 수 있는 다양한 아이디어가 있어. 네가 이것들을 각각 한다면 어떤 일이 벌어질지 생각해 보자. 첫 번째는 '그냥 집에 있는 거'였어. 그렇게, 만약 네가 집에 있었다면 무슨 일이 있었을까? (결과를 생각해 보게 하는 질문하기)

레일라: 난 교실에 없었으니, 그 선생님은 내게 질문을 할 수 없었을 거야.

엄마: 맞아, 또 무슨 일이 일어날까? 장기적으로 어떤 일이 일어날까? (결과를 생각해 보게 하는 질문하기)

레일라: 아무 일도 안 생기겠지.

엄마: 대리 선생님이 있을 때마다 네가 수업에 빠진다면 누가 알아차릴까? (결과를 생각해 보게 하는 질문하기)

레일라: 그럼 엄마가 눈치채겠지. 그리고 담임 선생님도 그럴 거야.

엄마: 그러면 어떻게 될까? (결과를 생각해 보게 하는 질문하기)

레일라: 큰일 나겠지.

엄마: 음, 아마도, 그리고 다음에 대리 선생님이 계시면 레일라 기분은 어떨까? 레일라 걱정은 덜 할까? (결과를 생각해 보게 하는 질문하기)

레일라: 아니, 나도 아마 똑같이 걱정할 것 같아.

엄마: 알았어, 잘 했어, 그것을 적어두자, 이제, 전에 했던 얘기를 해보자, '폭설이 내렸으면 좋겠다'라고 했을 때, 만약 그렇게 되면 어떻게 될까? (칭찬, 결과를 생각해 보게 하는 질문하기)

레일라: 학교 전체가 눈에 덮여 모든 수업이 취소될 거야.

엄마: 그래, 그 후에는 어떻게 될까? (결과를 생각해 보게 하는 질문하기)

레일라: 눈이 전부 녹으면 우리는 모두 다시 돌아가야 하지만, 나는 내일 수업에 못 들어 갈거야.

엄마: 그러면 다음에 대리 선생님이 계시면 어떻게 할거야? (결과를 생각해 보게 하는 질문하기)

레일라: 여전히 걱정이 되니까 폭설이 다시 와야 할 것 같아.

엄마: 와, 놀랍네, 그걸 적어 보자… 엄마가 대리 선생님께 쪽지를 쓰면 어때? 만약 그렇게 한다면 어떻게 될까? (칭찬, 결과를 생각해 보게 하는 질문하기)

다른 솔루션에 대한 엄마의 질문에 대한 레일라의 답변은 모두 이 장의 끝에 있는 예제 표에 나와 있습니다. 일단 자녀가 가능한 결과를 고려했다면 어느 솔루션이 실제로 수행 가능성이 있을 것 같은지 대해 생각해 볼 필요가 있습니다. 아래 상자에는 몇 가지 예시 질문이 나와 있습니다.

최선의 해결책을 찾는다.
질문의 예시:
'이 해결책은 가능해?'
'그래서, 이 해결책을 시도해 볼 수 있을까?'
'이 해결책을 하기 어렵게 만들만 한 것이 있을까?'

이러한 모든 정보를 통해 아이는 각 해결책이 얼마나 적합한지 결정할 수 있습니다. 각 해결책 마다 번호를 주면 여러 해결책을 비교하고 가장 적합한 것을 선택하기 쉽습니다. 이제 자녀가 평가 척도를 사용하는 것이 익숙해질 것입니다. 그림 11-1의 평가 척도를 사용하여 각 해결책이 얼마나 적합한지 평가합니다. 부모는 창의력을 발휘하여 자녀가 이것을 재미있게 하도록 해줍니다. 예를 들어, 각 아이디어에 번호를 찍거나 외치어 점수를 매깁니다.

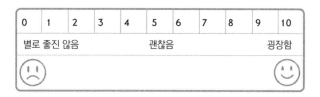

그림 11-1 평가 척도

모든 훈련에서와 마찬가지로 부모는 판단을 자제하고 아이가 각 해결책이 자신에게 얼마나 좋은지를 결정할 수 있도록 합니다. 결국, 부모가 그것이 좋다고 판단해도 아이가 의구심을 가지게 된다면, 아이는 이 해결책을 시도해 볼 동기가 별로 없을 것입니다. 중요한 것은 아이가 자발적으로 무언가를 시도한다는 것입니다. 그게 효과가 없어도 중요하지 않습니다. 부모는 다음에 다른 아이디어를 고려하면 됩니다.

결정했으면 한번 해보기!

일단 가능한 해결책이 평가되면 결과와 실용성을 고려하여 어느 것이 시도해 보기 가장 적합한지 비교적 쉽게 확인할 수 있어야 합니다. 아이가 두 가지 해결책이 똑같다고 하면, 그 중 하나를 골라 주거나 아이에게 두 가지 모두를 시도해 보라고 제안합니다. 아이가 시작하기 전에 계획을 실행에 옮기는 데 필요한 모든 것을 갖추고 있는지 확인합니다. 먼저 실습을 하거나 역할극을 해본다. 자녀가 다른 사람을 참여시

커야 합니까?

가능성은 희박하더라도 아이가 무언가 어려운 일이 일어나기를 예측하는 상황에서도 문제 해결은 또한 사용될 수 있습니다. 이러한 경우 자녀의 해결책을 시험해 보는 것은 더 어렵습니다. 예를 들어, 아이가 집에 도둑이 들까 봐 두려워할 수 있습니다.

이렇게 두려워하는 상황에서 해결책을 시도하는 것이 불가능합니다. 그러나 아이가 찾아낸 해결책이 효과가 있다고 생각하는지 시험해 보기 위해 부모는 함께 이를 연기해 볼 수 있습니다.

어떻게 되었나?

아이가 한번 해보기를 했다면 자녀가 어떻게 했는지 확인해야 합니다. 아이는 불안을 줄이는 데 도움이 되는 더 많은 정보를 모았을 가능성이 높습니다. 그래서 아이가 배운 것을 되돌아보는 것이 중요합니다.

무슨 일이 생겼는지를 검토합시다.

'무슨 일이 생겼나?'

'아이는 어떻게 대처했나?'

'아이가 예상했던 것보다 더 잘 대처했나?'

'아이가 상황을 바꿀 수 있었나?'

'아이는 이 해결책을 실행하면서 무엇을 배웠나?'

만약 행동 계획이 아이가 바랐던 것만큼 잘 되지 않았다면, 다음 번에는 다르게 할 수 있는 것이 있는지 생각하도록 돕습니다. 아니면 아이가 찾아낸 또다른 해결책 중 하나를 시도해 볼 가치가 있습니까? 하지만 어찌되었건, 아이가 문제를 극복하려고 시도한 한번 해보기는 칭찬 받을 만합니다.

문제 해결

1. 아이가 어떤 해결책도 찾아내지 못한다.

잠정적인 제안을 합니다. 친구라면 무엇을 했을 지, 또는 자녀는 친구에게 무엇을 제안했을지 아이에게 물어봅니다. 또는 비슷했던 이전 상황에서 자녀는 무엇을 했는지 묻습니다.

2. 아이가 안 될 것 같은 아이디어를 선택한다.

어쨌든 그 아이디어를 실행합니다(부모가 관심 갖지 않는다면 그것이 자녀에게 더 큰 문제나 심각한 어려움을 만들 수 있습니다). 만약 그 아이디어가 효과가 없다면, 부모는 아이가 다음에 시도할 다른 아이디어를 선택하도록 도울 수 있습니다.

3. 아이가 해결책으로 한번 해보았는데 아주 잘못되었다.

   아이에게 무슨 일이 일어났는지 이야기하고 가끔 일이 잘못되기도 한다는 것을 알려줍니다. 가능하다면, 부모가 좋은 아이디어라고 생각했던 일을 했는데 그것이 잘못된 적이 있었다고 아이에게 말해줍니다. 하지만 그것에 연연하지 말고, 앞으로 나아가서 아이가 문제 해결 시트에서 만들어낸 다른 아이디어들을 고려해 봅니다. 다음으로 좋은 아이디어를 선택하고 아이가 한번 해보도록 격려합니다.

표 11.1 문제 해결: 레일라 사례

문제가 무엇인가?	가능한 모든 해결책 나열한다	내가 이 해결책을 선택한다면 무슨 일이 일어나는가?	이 계획은 실행할 수 있는 것인가? 네/아니오	이 계획은 얼마나 적합한가? 0~10점으로 평가한다	무슨 일이 일어났는가?
내일 학교에 서 대리 선생 님 내가 수학을 어려워 한다는 걸 잘 모르고 내가 집중을 인하 고 있다고 생 각해서 나에 게 화를 낼 것 이다	1. 집에 있기	1. 나는 아무 질문도 받지 않는다 나는 선생님/엄마에게 혼난다 나는 여전히 대리 선생님에 대해 걱정할 거다	네	2	
	2. 복설로 휴교	2. 수업이 취소될 거다. 나는 여전히 대리 선생님에 대해 걱정할 거다	아니오	5	
	3. 엄마가 선생 님에게 쪽지 쓰기	3. 나는 학교에 가야 한다. 내가 답을 몰라도 선생님은 이해할 것이고 화내지 않을 것 이다. 다음 번에도 같을 것이고 나는 아마 그런 일에 그렇게 많이 걱정하지 않을 것 이지만 엄마가 해결해 줄 필요는 있다. 대 리 선생님이 읽지 사전에 읽지 못하는 상 황이 온다면 문제가 될 것이다.	네	7	

4. 재니가 수업 전에 선생님에게 말해준다	4. 나는 학교에 가야 한다. 나는 선생님에게 말하는 걸 약간 난처해 할 것이다. 내가 답을 몰라도 선생님은 이해할 것이고 화내지 않을 것이다. 다음 번에도 같을 것이고 나는 아마 그런 일에 그렇게 많이 걱정하지 않을 것이다	뒤	8	나는 학교에 일찍 가서 선생님에게 수업을 어려워한다고 말했다. 선생님은 여전히 질문을 했지만, 나는 질문에 대답할 수 있었다.

표 11.2 문제 해결

문제가 무엇인가?	가능한 모든 해결책 나열한다	내가 이 해결책을 선택한다면 무슨 일이 일어나는가?	이 계획은 실행할 수 있는 것인가? 네/아니오	이 계획은 얼마나 적합한가? 0~10점으로 평가한다	무슨 일이 일어났는가?

핵심 포인트

- 자녀가 무엇이 문제인지 구체적으로 말하도록 돕습니다.
- 자녀가 가능한 한 많은 해결책을 찾아 내도록 격려합니다.
- 자녀가 각 해결책의 결과와 그것이 얼마나 실현 가능한지 생각하도록 질문합니다.
- 자녀에게 각 해결책을 평가하고 어는 것이 가장 좋은 해결책인지 선택하도록 합니다.
- 자녀가 해결책을 실행에 옮기도록 합니다.
- 자녀가 배운 내용을 돌아보게 격려하고 자녀의 그 노력에 대해 칭찬합니다.

제 **12** 장

추가 전략 1: 걱정 극복하기

걱정은 부모에게도 매우 일상적일 것입니다. 왜냐하면 아이만이 걱정하는 것이 아니라 걱정은 모든 사람들이 언젠가 느끼는 것이기 때문입니다. 걱정이 우리의 머릿속에서 맴돌면 더 많은 불안을 야기하고, 해결책이 없다고 느끼게 하고, 단지 더 많은 문제를 일으킬 뿐입니다. 때때로, 걱정은 자리 잡은 것처럼 보일 수 있습니다. 걱정은 아이에게 주체할 수 없을 정도로 느껴지기 시작하면서, 잠시 딴 생각을 하다가도 아이의 마음은 하루하루 내용만 달라졌을 뿐 걱정으로 되돌아가는 것처럼 보일 수 있습니다. 결국 아이 하루 대부분을 걱정으로 보내게 됩니다. 이 장에서 설명하는 전략은 문제가 되는 걱정의 세 가지 주요 특징인 (1) 걱정이 통제 불능 상태로 된다, (2) 걱정이 해결되지 못한다, (3) 걱정은 종종 불확실성과 연관된다는 점에 중점을 둡니다.

걱정을 통제하기 위해서 아이는 (1) 걱정하는 데 쓰는 시간을 제한할 수 있어야 하고, (2) 걱정에 대한 새로운 정보를 수집하고 해당되는 경우 '걱정'을 '해결책 찾기'로 전환할 수 있어야 하며, (3) 불확실성과 함께 해도 괜찮다고 느낄 수 있는 방법을 찾을 수 있어야 합니다.

걱정에 제한 두기

걱정하는 시간

만약 아이가 하루 중 많은 시간을 걱정하며 보내는 것 같거나, 걱정을 가지고 부모에게 반복적으로 오는 것 같다면, '걱정하는 시간'을 따로 두는 것이 좋습니다. 이것은 부모와 아이가 하루 동안 발생한 걱정에 대해 이야기할 수 있을 정도의 고정된 시간(약 30분으로 제한)이 좋습니다. 걱정하는 시간은 부모와 아이 둘 다 생각할 수 있는 시간이어야 합니다. 그래서 예를 들어, 아이가 매우 피곤하거나 매우 배고플 때나, 부모가 해야 할 일이 많을 때는 아닙니다. 부모와 아이가 방해 받지 않고 함께 앉아서 이야기할 수 있는 시간을 선택합니다. 어떤 부모는 종종 취침 시간에 아이와 일대일 시간을 갖지만, 이것은 아이가 잠이 드는 것을 방해할 수 있기 때문에 걱정에 대해 이야기하기에 좋은 시간이 아닐 수도 있습니다. 그러므로 가능하다면 저녁 일찍 걱정하는 시간으로 일정을 잡도록 합니다.

걱정 목록

일정한 곳에 걱정을 기록하여 걱정하는 시간 사이에 떠오르는 모든 걱정을 부모와 아이가 이야기 할 수 있게 합니다. 그래서 만약 낮 시간에 걱정이 생긴다면, 그 걱정을 알아차리고 그것을 적어두고 부모는 하던 일을 계속합니다. 이것이 아이에게 가혹하게 느껴질 수도 있지만, 아이가 '걱정하는 시간'이 항상 있다는 것을 보는 한, 아이는 그 걱정이 잊혀지거나 무시되지 않는다는 것을 곧 확신할 것입니다. 부모가 어떤 방식으로 독특한 기록을 만들 수 있다면 아이는 더 쉽게 받아들일 수 있습니다. 예를 들어, 특별한 책을 사용하여 부모와 아이는 그것을 꾸미거나 아이가 좋아하는 캐릭터나 스타의 사진을 붙일 수 있을 것입니다. 아니면 아이가 하루 종일 고민을 올릴 수 있는 포스팅 박스를 만들고 장식할 수 있습니다. 아래에서 걱정하는 시간 동안 걱정을 시험해 보고 문제 해결을 사용하는 방법을 계획하는 것에 대해 이야기할 것입니다. 하지만 많은 아이들에게 나중까지 그저 걱정을 덜어주는 이 행동이 매우 도움이 될 수 있다는 것도 주목할 가치가 있습니다. 아이(그리고 어른)는 걱정함으로써 무언가를 하고 있고, 만약 걱정하지 않는다면 무언가 더 나빠질 것 같이 느낄 수 있습니다. 나중까지 걱정을 하지 않는다면 아이가 걱정하지 않아도 아무 일도 일어나지 않는다는 것을 보여줄 것입니다. 대신에, 걱정을 기록하는 것을 통해, 그 걱정은 반복적이거나 심지어 지루해 보이기 시작할 수 있고(이건 걱정도 아니야!) 결과적으로, 무시하기 훨씬 쉽습니다.

섣부른 안심시키는 말을 자제합니다.

걱정하는 시간 사이에 아이에게 걱정할 필요가 없다는 일종의 안심시키는 말을 해 주고 싶어집니다. 물론, 이것은 자연스러운 반응이지만, 자제하도록 합니다. 부모가 아이를 안심시키고 "걱정하지 마."라고 말했던 때를 되돌아 보면 그런 반응이 모든 걱정에 종지부를 찍지는 못했을 것입니다. 사실, 우리는 때때로 어떤 것에 대해 생각하지 말라고 들었을 때 그것에 대해 더 생각하게 되는 경우가 있습니다! 예를 들면 커다란 불곰이 거실 바닥에 앉아 꿀 한 병을 먹고 있다고 상상하다가 "이제 그것에 대해 생각하지 마세요!"라는 말을 들었을 때, 그 이미지가 많은 사람들 머릿속에 바로 떠올랐을 것입니다. 그래서 어떤 것에 대해 생각하지 않으려고 노력하는 것은 때때로 도움이 되지 않을 수 있습니다. 게다가 5장에서 이야기했듯이 부모가 목표로 하는 것은 아이에게 안심을 주기보다는 부모가 옆에 없을 때에도 아이가 스스로 걱정을 통제하는 것을 더 느낄 수 있도록 하는 것입니다.

걱정에서 벗어나서 주의를 다른 곳에 돌리기

이제 자녀의 걱정을 기록해 두었으니 '부모는 하던 일을 계속해야 합니다'. 그렇다면 자녀가 다른 일을 할 수 있도록 어떻게 도울 수 있을까요? 기본적으로, 지금 해야 할 일은 아이가 자신의 주의를 다른 곳으로 돌리고 '걱정하는 시간'이 될 때까지 걱정에서 마음을 떼는 것입니다. 여기서 목표는 걱정을 무시하거나 생각을 피하는 것이 아니라 일시적으로 한쪽으로 치워 두었다가 나중에 건설적으로 대처하는 경험을 쌓을 수 있도록 함으로써, 자녀가 걱정을 통제할 수 있다고 느끼도록 돕는 것임을 아무리 강조해도 지나치지 않습니다. 예를 들면 새로운 정보 수집(10장) 또는 문제 해결(11장) 같은 것입니다. 부모는 다양한 방법으로 아이의 주의를 다른 곳으로 돌릴 수 있습니다. 예를 들면, 아이의 집중력을 최대한 활용할 수 있는 게임을 만들어 봅니다. 만약 차 안에 있다면, 목적지에 도착하기 전에 얼마나 많은 빨간 차들을 볼 수 있을지 내기를 하고 아이에게 세게 하거나, 주변의 차를 보고 차 번호판에 있는 글자들을 사용하여 단어를 만들어 봅니다. 만약 집에 있다면, 아이를 사로잡고 아이가 즐길 수 있는 일을 찾아봅니다.

아이는 보통 지금 하고 있는 일에 마음을 집중할 수 있고 걱정으로 부터 멀어지게 하는 레져와 스포츠 활동에 끌립니다. 예를 들어, 많은 아이들이 트램펄린(쇠틀에 넓은 그물망이 스프링으로 연결되어 있어서 그 위에 올라가 점프를 할 수 있는 운동구)에서 놀거나 정원에서 숨바꼭질이나 다방구하는 것을 좋아합니다. 이런 방식으로 자녀의 참여를 유도할 수 있는 활동을 찾아보고 아이가 걱정할 시간에 이걸 하게 합니다. 아이가 인생에서 성취하기 위해서 학업이나 사회적 성공이 전부는 아닙니다. 또한 배터리를 끄고 충전할 수 있는 유용하고 효과적인 좋은 방법이 필요합니다. 걱정은 꺼지지 않지만 트램폴린으로는 잘 될 수도 있습니다.

걱정에 대한 새로운 정보 모으기

10장에서 불안한 예측에 대한 새로운 정보를 모으기 위해 두려움에 직면하는 것에 대해 이야기했습니다. 점진적인 단계별 계획을 사용하여 두려움에 직면하는 것은 보통 아이가 걱정하느라 시간을 많이 시간을 보낼 때보다 특정 상황이나 사건을 분명히 피하는 경우에 실행하기 더 쉬울 것 같습니다. 아이가 걱정에 걱정을 거듭할 때는 쉽게 피할 수 없는 것들에 대해 걱정하는 경우가 많습니다. 예를 들어, 시험을 어떻게 볼 것인지 혹은 친구랑 사이가 멀어지면 어떻게 하나와 같은 걱정입니다. 따라서 우리는 이러한 종류의 걱정에 대한 새로운 정보를 어떻게 수집할 것인지에 대해 더 신중하게 생각할 필요가 있습니다.

아이는 무슨 일이 일어날까봐 걱정하고 있는가?

8장에서 이야기했듯이, 부모는 아이가 무슨 일이 일어날 것으로 생각하는지 알아내려고 노력할 필요가 있습니다. 92쪽의 질문을 사용하면 도움이 됩니다. 예를 들어, 아이는 학교에서 시험에 떨어질까 봐, 친구들과 사이가 틀어질까 봐, 부모가 죽을까 봐, 혹은 부모가 휴가를 갈 때 타고 있는 비행기가 추락할까 봐 걱정하기도 합니다. 걱정하는 아이들은 보통 모든 것에 대해 불안한 예측을 가지고 있습니다. 이것들이 무엇인지 잘 이해하는 것이 중요합니다.

새로운 정보를 수집하기 위한 실험 수행

새로운 정보를 수집하는 한 가지 방법은 단지 자녀가 불안한 예측이 정확한지 확인하는 실험을 하게 하는 것입니다. 아이가 무슨 일이 일어날지 미리 예측하도록 한 후, 일어난 일을 검토합니다(140쪽 참조). 때때로 걱정에 대한 새로운 정보를 모으기 위해 두려움에 직면하는 것은 간단하지 않습니다. 일반적인 예로 아이가 부모나 가족이 죽을지도 모른다고 걱정하는 경우가 그렇습니다. 8장에서 논의했듯이, 생각해야 할 핵심은 자녀가 무엇을 알아야 하는가 하는 것입니다. 부모가 죽을까봐 걱정하는 경우에, 부모가 죽지 않을 것이라는 것을 아이가 알게 하는 것으로 시작하지는 않습니다. 물론 부모는 언젠가는 죽을 것이고 이것이 언제가 될지 알 수 없기 때문입니다. 이러한 불확실성을 안고 살아가는 어려움을 인정할 필요가 있으며(아래 참조), 하지만 아이가 이런 일이 일어날 확률과 최악의 상황이 발생할 경우 어떤 일이 일어날지도 배울 수 있는 기회를 갖는 것도 유용할 수 있습니다.

새로운 정보를 수집하는 다른 방법

자녀가 무엇을 배워야 하는지 더 명확하게 이해하기 위해서는 자녀에게 걱정이 현실화될 경우 어떤 최악의 결과가 나타날 수 있는지 생각해 보라고 요청하는 것이 도움이 될 수 있습니다. 그래서 예를 들어, 만약 아이가 시험을 망칠까 봐 걱정한다면, "네가 시험을 망쳤다고 상상해 보자, 시험을 망치면 무엇이 너에게 나쁜 거야?"라고 아이에게 물어보면 아이는 "선생님이 나를 바보라고 생각할 거야", "나는 낙제할 것 같아, 아니면 아마 만약 내가 초등학교에서 시험을 통과하지 못한다면, 대학교에 못 갈 것 같아."라고 대답할 것입니다. 부모의 일은 최악의 시나리오가 발생할 가능성이 있는지, 없는지를 확인하기 위해 아이가 정보를 수집하도록 돕는 것입니다. 확정적일 수는 없겠지만 최악의 경우가 가능성이 있거나 전혀 가능성이 없거나를 결정하기 위해 충분한 정보를 수집할 수는 있습니다. 그래서 여기 실험에는 시험에 떨어진 학생을 어떻게 생각하고 어떻게 하는지에 대해 선생님에 물어보는 것, 또는 대입 시험을 통과한 성인을 대상으로 조사하여 초등학교 시험에서 떨어진 사람이 있는지 확인하는 것, 또는 심지어 무슨 일이 일어나는지 보기 위해 의도적으로 시험에 떨어져 보기 등이 포함될 수 있습니다. 다시 말하면, 아이가 이러한 테스트를 수행하기 전에 예측을 하고 그 후에 예측이 사실인지 아닌지를 검토하는 것이 정말 중요합니다.

걱정을 해결책 찾기로 바꾸기

걱정은 때때로 현실적입니다. 예를 들어, 많은 아이들이 때때로 시험에 실패합니다. 그래서 만약 아이가 어떤 시험에 실패한다면 아이는 무엇을 할 수 있을까요? 그것은 별 것 아닌 일이라고 밝혀질 수도 있습니다. 또는 수업시간에 반복적으로 어려움을 겪고 있는 경우 해결되어야 하고 문제 해결이 필요한 문제가 있기도 합니다(11장 참조). 만약 아이의 걱정이 실제로 일어났을 때 무엇을 해야 할지에 대한 계획을 갖는 것은 흔히 아이에게 큰 통제감을 주고, 따라서 걱정을 덜게 합니다. 마지막으로, 아이에게 불안한 예측이 기회도 될 수 있는지에 대해 생각해 보도록 하는 것이 좋습니다. 예를 들면, 시험에 실패하는 것은 아이가 이 과목을 정말로 어려워한다는 것을 선생님에게 알려줄 수 있고, 그래서 선생님은 어느 정도 추가적인 도움을 준비할 것입니다. 벤의 아버지는 벤이 걱정하는 것에 대한 계획을 벤이 세우게 하도록 했습니다. 귀신을 무서워하는 것 외에도, 부모는 또한 벤을 '진짜 걱정 많은 아이'라고 말했습니다. 벤은 전쟁, 테러 그리고 '나쁜 사람들' 같은 많은 다양한 것에 대해 걱정했습니다. 벤의 부모는 어떤 도시로 여행을 계획했고 벤도 많은 것을 기대하고 있었지만 가족들이 대중교통으로 여행하는 동안 폭탄이 터질지도 모른다는 걱정을 하지 않을 수 없었습니다.

이것은 벤의 '최악의 공포'입니다. 이 걱정이 자꾸만 벤에게 되살아났습니다. 심지어 벤이 아주 다른 일을 하고 있을 때도 그 걱정은 그의 머릿속에 불쑥 떠올랐고 그것에 대해 생각하는 것을 멈추기가 어렵다는 것을 알게 되었습니다. 벤의 부모는 벤이 두려워했던 것과 같은 끔찍한 사건들이 때때로 일어난 것이 사실이었고, 벤은 뉴스에서 그런 일에 대한 보도를 보았기 때문에 이 걱정에 어떻게 대응해야 할지 몰랐습니다. 아무리 부모가 절대 이런 일이 일어나지 않을 것이라 믿어도 벤에게 솔직히 그렇게 장담할 수 없었습니다. 벤이 자기 걱정을 말했을 때, 아버지는 이를 메모했고 벤이 이를 걱정 박스에 붙이도록 했습니다. 벤과 아빠는 이후 걱정하는 시간에 할 때 다음과 같은 대화를 나눴습니다.

> **아빠:** 벤, 우리는 네가 토요일에 외출하는 것에 대해 걱정하고 있다고 적었어. 외출을 걱정하는 이유가 무엇이지? (벤이 알아야 할 것을 찾기)
>
> **벤:** 우리가 버스를 탈 때 폭탄이 터질까 봐 걱정돼요.
>
> **아빠:** 왜 그렇게 될 거라고 생각하지? (벤의 걱정을 이해하기 위해 질문하기)
>
> **벤:** 뉴스에서 봤어요. 그런 일이 일어나지 않을 거라는 것을 알지만, 만약 일어난다면 어떻게 해요?
>
> **아빠:** 정말 무서운 생각인데, 그래서 우리가 버스를 타면 폭발할 거라고 벤은 생각해? (벤의 두려움을 알아차리고 잘 이해했는지 확인하기)
>
> **벤:** 글쎄요, 안 그럴 수도 있다는 것을 알지만, 그럴지도 몰라서 나는 걱정하지 않을 수 없어요.
>
> **아빠:** 그럼 우리가 왠지 알아낼 수 있을 것 같지 않아? (벤이 자신의 예측을 테스트하도록 격려하기)
>
> **벤:** 글쎄요, 우리가 버스를 타고 갈 수도 있지만, 나는 정말 위험을 감수하고 싶지 않아요.
>
> **아빠:** 우리가 가기 전에 그런 일이 일어날 가능성이 얼마나 되는지 알아내기 위해 어떤 정보라도 알아볼 수 있을까?, 그게 도움이 되지 않을까? (새로운 정보를 수집하는 방법을 이해하는 데 도움이 되는 질문하기)
>
> **벤:** 모르겠어요. 사람들한테 물어볼까요?

아빠: 좋아, 누구한테 물어볼까?

벤: 아마 친구들? 가족들? 버스나 기차 타고 있을 때 폭탄이 터지는 것을 본 적이 있는지 물어 볼 수도 있어요.

아빠: 좋은 생각이야, 설문 조사하는 것처럼? (벤의 아이디어를 칭찬하기)

벤: 그런데 그런 일들이 그 사람들에게는 일어난 적이 없다고 말해도, 여전히 나는 우리에게 일어날 것 같아요.

아빠: 그래서 벤은 그것이 일어날 가능성이 별로 없다고 생각하는 것 같은데, 그래도 여전히 어떻게 해서든 그것이 일어났을 경우를 걱정하고 있구나. 그렇다면, 우리가 무엇을 할 수 있다고 생각해? (벤의 걱정을 요약하기, 벤의 최악의 두려움에 대한 문제 해결 격려하기)

벤: TV에서 본 것처럼 유리가 폭발하면, 우리는 의자 뒤로 몸을 숨길 수 있을 거예요. 그러면 우리는 괜찮을 거예요.

아빠: 아주 좋은 생각이네. 또 다른 것은 없을까? (벤의 아이디어에 긍정적으로 반응하기, 더 많은 해결책을 격려하기)

벤: 휴대폰으로 999에 전화해서 구급차를 바로 부를 거예요.

아빠: 그래, 그것도 정말 좋아. 그래서 우리는 폭탄이 터지지 않을 가능성이 가장 높다고 생각하지만 그게 진짜 일어난다해도 우리에게 계획이 있는 것 같네. 그렇지? (벤의 아이디어에 긍정적으로 반응하기; 잘 이해했는지 요약하고 확인하기)

불확실성을 견디기

　사람들은 보통 두려워하는 상황, 특히 자신과 가족의 건강, 죽음, 전쟁, 재난 또는 환경에 대한 걱정이 일어나지 않을 것이라고 완전히 확신할 수 없습니다. 아이는 예측을 하고 두려움을 테스트해보고 최악의 상황이 발생할 경우 문제 해결을 사용하여 그에 맞는 행동 계획을 제시해 봄으로써 걱정을 줄이는 데 큰 도움이 될 수 있습니다. 하지만 때때로 우리는 무슨 일이 일어날지 확실히 알 수 없다는 것을 받아들여야 할 필요가 있는 지점도 있습니다. 이럴 때 아이는 우리가 통제할 수 없는 어떤 사건들이 있다는 사실과 함께 살아야 한다는 것을 배워야 합니다.

　걱정이 많은 아이는 보통 무슨 일이 일어날지 확실히 모르는 것을 참기 어려워합니다. 그런 아이는 '만약에?'에 대한 걱정을 많이 하는 경향이 있다(예, 연극에서 대사를 잊어버리면 어떻게 해요? 비행기가 추락하면 어쩌죠? 만약 내가 시험에 통과하지 못하면 어떻게 하죠? 만약 내가 아프거나 엄마가 아프면?). 아이가 무슨 일이 일어날지 항상 알지 못하는 것에 대해 더 편안하게 느끼도록 도울 수 있는 전략이 있습니다. 불확실성에 익숙해지기 시작하는 해답은 그것을 피하려고 하기보다는 정면으로 마주하는 것입니다. 그래서 아이가 무슨 일이 일어나고 있는지를 항상 정확히 알 수 있게 하는 것(예, 명확하고 예측 가능한 루틴을 항상 유지하고 무엇이 계획되어 있는 지 알려주는 것)보다, 아이 삶에 어떤 불확실성을 경험하도록 시작하는 것이 도움이 됩니다. 이것은 실험을 통해 이루어질 수 있습니다.

다음은 아이들이 불확실성을 경험하는 데 도움이 되는 가능한 실험의 몇 가지 예입니다.

- 다른 사람이 학교에서 픽업할 수 있도록 하기
- 즉흥적으로 친구와 노는 약속 정하기
- 주말 스케줄 바꿔 보기
- 도시락에 물을 깜박 '잊어보기'

자신과 타인의 죽음에 대한 걱정 다루기

죽음과 죽는 것에 대해 걱정하는 것은 아이에게 흔한 일이고 보통 부모는 뭐라 말하고 무엇을 해야 할지 알기 정말로 어렵습니다. 무함마드는 부모님이 돌아가실까봐 걱정했고, 혼자 남겨질 까봐 걱정했습니다. 무함마드의 부모는 무함마드가 걱정을 해결하는 것을 돕기 위해 이 장의 앞부분에서 설명한 전략 중 일부를 사용했습니다. 부모는 무함마드에게 엄마 아빠가 죽게 될까 봐 걱정할 때에 알려 달라고 했고 그때마다 걱정하는 시간 동안에 이야기할 당일 걱정 목록에 적어 놓았습니다. 무함마드가 어떤 쉬운 대답에 도달하도록 도울 수 없었기 때문에 무함마드의 부모에게는 어려운 주제였습니다. 중요한 것은, 무함마드의 걱정을 이해하면서도 이 걱정을 통제하기 위해 무엇을 할 수 있는지에 집중하여 균형을 잡을 수 있었습니다. 그것은 점점 더 많은 질문들로 이어지고 몇 시간 동안 이야기하게 되는 주제였기 때문에, 무함마드의

부모는 매일 30분의 걱정하는 시간이라는 한계를 지키는 것
이 필수적이었습니다. 결국 걱정하는 시간 이후에 무함마드
에게 걱정이 다시 발생한다면 항상 다음날의 걱정하는 시간
으로 넘어갈 수 있습니다. 걱정하는 시간을 제한하는 것뿐만
아니라, 부모는 무함마드에게 부모 중 한 명이 곧 죽을 가능
성이 얼마나 있을지에 대해 생각하도록 했습니다. 부모는 또
한 무함마드에게 최악의 두려움에 대해 생각하고 만약 이것
이 실제로 일어나더라도 할 수 있는 일로 문제 해결하도록 했
습니다. 마침내, 무함마드의 부모는 일어날 수 있는 불확실성
에 대해 무함마드가 괜찮다고 느끼고 이에 대처할 방법을 찾
도록 하는 것을 지지했습니다. 아래 설명은 무함마드의 사고
과정을 보여줍니다.

부모님 두 분 모두 건강하시고 잘 지내내셔서 곧 돌아가실 가
능성은 매우 낮다(무함마드는 자신의 불안한 예측에 대한 정
보를 수집했다), 하지만 부모님이 사고나 무슨 일을 당하실
가능성은 항상 있다(무함마드 최악의 공포), 만약 그렇게 된
다면 나는 이모에게 가서 함께 살 것이다. 나는 항상 부모님
을 많이 그리워하겠지만, 이모는 내가 어른이 될 때까지 돌봐
주실 것이고 돌봐 주실 수 있다(무함마드 문제 해결 솔루션),
부모님이 돌아가시는 것을 생각한다고 해서 그런 일이 일어
나는 것을 막을 수는 없고 그것은 나를 비참하게 만들고 항
상 집에 있고 싶어지게 만든다. 그래서 부모님이 살아있는 것
을 보고, 나는 그것을 최대한 활용하고, 밖으로 나가서 무언

가를 하고, 인생을 즐겨야 한다(무함마드의 불확실성에 대처할 수 있는 방법 찾기).

핵심 포인트

- 자녀와 함께 계획한 '걱정 시간'을 정합니다.
- 섣부른 안심시키는 말을 자제합니다.
- 걱정이 아닌 다른 것에 관심을 돌리게 하고 다른 활동에 참여하게 합니다.
- 자녀가 무슨 일이 일어날지 걱정하는지 알아봅니다.
- 불안한 예측에 대한 새로운 사실을 알아봅니다.
- 문제-해결을 사용하여 잠재적인 어려움을 처리하기 위한 계획을 세웁니다.
- 자녀가 불확실성을 견디도록 돕습니다.

제 13 장

추가 전략 2: 불안으로 인한 신체 증상 다루기

1부에서는 복통, 과호흡, 근육 긴장 등 아이들이 겪을 수 있는 불안의 신체적 증상에 대해 이야기했습니다. 아이의 생각과 행동을 바꾸면 이러한 불쾌한 감각이 사라지는 것을 알기 때문에 이 책에서는 일반적으로 이러한 불쾌한 신체적 증상을 직접적으로 다루지 않습니다. 하지만 때때로 아이가 경험하는 신체적인 증상이 많은 고통을 야기하고 아이가 (1) 이러한 신체적 증상은 유해하지 않다는 것, (2) 자체적으로 완화된다는 것, (3) 증상을 통제할 수 있다는 것을 아이가 아는 것은 도움이 됩니다.

불안으로 인한 신체 증상을 인식하기

보통 아이들은 자신이 겪고 있는 신체적 증상이 사실 불안 때문이라는 것을 알지 못합니다. 아이들은 종종 복통, 두통, 열감 등을 호소하고 자신이 신체적으로 안 좋다고 생각합니다.

소아 불안의 흔한 신체 증상
두통
복통
메스꺼움 (또는 토할 것 같은)
떨림
어지러움
발한
빈맥
빈호흡
따끔거림
근육통
목이 마름/조임

부모도 또한 보통 아이의 증상이 불안 때문인지 아니면 신체적인 건강 문제 때문인지 확인하려고 애씁니다. 때때로 부모는 아이가 불안의 대상을 회피하기 위해 이러한 증상들을 '지어'내고 있다고 걱정하기도 합니다. 우리의 경험으로 볼 때, 일반적으로 아이는 이러한 증상을 실제로 겪고 있지만, 이것은 불안의 결과일 수 있습니다. 따라서 이러한 불쾌한 감정을 알아차리는 것은 중요하지만 자녀가 그런 신체 증상을 불안의 증상으로 볼 수 있도록 돕는 것도 중요합니다(심각한 질병의 징후가 아님). 이러한 증상이 나타날 때 아이가 일정한 패턴을 알아차릴 수 있도록 돕습니다. 증상이 보통 수업이

나 특정한 활동 전에 있는가? 또한 부모가 시험이나 운전 면허 시험 전에 가슴이 두근거리는 것 같이 자신의 불안에 대한 신체적인 증상을 경험한 것을 공유하는 것도 도움이 될 수 있습니다.

아이의 불안에 대한 신체적 감각에 대응하는 방법

많은 아이들은 일단 이것이 심각한 신체적 건강 문제가 아니라 불안의 징후라고 수긍하면 신체적 증상을 무시할 수 있습니다. 하지만 다른 아이들에게는 이러한 증상이 관심의 중심에 서 있다는 것을 여전히 발견할지도 모릅니다. 안타깝게도 아이가 불안해지면 증상이 나타나다가 증상을 느껴지면 더 불안해지는 악순환이 쉽게 발생할 수 있습니다(1부의 43쪽 '신체 증상의 악순환' 참조). 이런 악순환에 들어가는 것을 피하기 위해 이러한 증상에 너무 많은 관심을 기울이지 않도록 합니다. 아이가 증상에 대해 말을 한다면, 부모가 이해했는지 확인하고 아마도 상당히 불편했을 것이라고 알아차려 주어야 합니다("두근두근 거리는 구나, 힘들겠다"). 그리고 나서 다음으로 넘어갑니다. 다른 것에 대해 이야기하거나 아니면 게임을 하거나, 함께 다른 활동을 하거나, 집안일을 돕도록 하여 아이의 주의를 다른 곳으로 돌립니다. 대부분의 아이들에게는 그것으로 관심을 다른 데로 돌리고 악순환이 시작되는 것을 막기에 충분할 것입니다.

관심의 초점을 신체적 증상에서 다른 곳으로 돌림

어떤 아이는 이미 자신의 신체 증상에 집중하거나 걱정하는 패턴에 빠져 있을 수 있기 때문에 단순히 주의를 돌리기가 어려울 수 있습니다. 이런 경우에는 신체 증상에서 관심을 다른 데로 돌리는 것을 배우는 시간을 할애하고 이것이 아이가 불안을 느끼는 정도에 어느 정도 영향을 미치는지 조사하는 것이 도움이 될 수 있습니다. 아이와 함께 앉아서 시작하면서 약 30초 동안 주변의 무언가에 집중하도록 합니다. 예를 들어, 부모는 아이 주변의 모든 다른 색, 소리, 심지어 질감에도 모두가 동의하는 것이면 무엇이든 주목하게 아이에게 시킵니다. 여기 아빠가 사라에게 어떻게 신체 증상으로부터 초점을 옮기도록 도와주었는지에 대한 사례가 있습니다.

아빠: 좋아, 아빠는 사라가 지금 몸이 어떻게 느껴지는지 말고 주변의 것에 집중하면 좋겠어. 힘들겠지만, 그것이 사라가 조금 더 차분하게 느끼는 데 도움이 될 거야. 주위를 둘러보고 가능한 한 많은 다양한 색상을 찾아보자. 색깔을 모두에게 큰 소리로 말해볼까?

사라: 파랑, 초록, 빨강, 오렌지색, 고양이는 검은색인데…

아빠: 좋아, 다른 색깔은 뭐가 보여? 10개는 못 알아맞히겠지!

사라: 그건 이상한 갈색인데, 그리고, 회색, 오… 흰색 있고, 보라색, 아빠 윗도리는 청록색이야.

아빠: 잘 맞히네. 아빠는 책꽂이에도 연청색 책들도 보이네.

　　　　탁자 위에 빨간 상자도 보이고, 이제 소리를 들어보는
　　　　건 어때? 몇 가지 소리가 들려?

사라: 알았어, 하지만 여전히 불안해… 계속 가슴이 두근두
　　　　근 거려.

아빠: 그러면 불안에 너무 신경 쓰지 말고 소리를 진짜 열심
　　　　히 들어보자. 자, 무엇이 들려?

사라: 새, 음…, 세탁기 소리도 있는 것 같고, 음…, 비가 오
　　　　고, 무언가가 삐 소리도 나고, 아마 냉장고일 거예요…
　　　　누가 말하는 소리도 들은 것 같은데?

아빠: 아주 잘 하고 있어, 좀 기분이 어때?

사라: 조금 나아졌어, 심장은 그렇게 빨리 뛰지 않아.

아빠: 좋아, 나가서 개를 산책 시킬까?, 아마도 우리는 더 많
　　　　은 것을 찾아 볼 수 있을 거야.

　　아이가 계속 주의를 기울일 수 있도록 짧게 작업합니다.
부모도 같이 해봅니다. 그러면 자녀가 무엇을 경험하고 있는
지 알고 기록해 놓으면 비교도 할 수 있습니다! 예를 들어 부
모는 자녀에게 색깔에 완전히 집중하기를 원한다고 말합니
다. 이는 말보다 실제로 해보면 어려울 수 있지만 연습하면
아이(그리고 부모!)가 더 잘하는 데 도움이 될 것입니다. 아이
는 적어도 처음에는 색깔을 발견했을 때 잘 말합니다. 30초
후에 자녀에게 어떤지 물어봅니다. 아이가 색깔에만 집중할
수 있었는지, 아니면 좀 더 연습이 필요했는지.

　　위의 연습은 아이를 진정시키기에 느끼도록 돕기에 충분

할 것입니다. 하지만 자녀가 더 큰 아이라면, 아이가 주변에서 일어나는 일에 집중할 때와 비교하여 불안한 증상에 집중할 때 어떤 차이가 있는지 테스트하기 위해 아이에게 실험을 해봅니다. 예를 들어 자녀에게 30초 동안 주변에(소리, 색깔, 냄새 등 구체적으로) 집중하고, 그 다음 30초 동안은 자기 몸과 몸에 무슨 일이 일어나고 있는지에 대해 완전히 집중하는 행위를 번갈아 해 보도록 합니다. 마지막 30초 동안 주변 환경에 집중하도록 합니다. 아이가 알아차린 것은 무엇일까요? 아이는 주변에 집중하는 것이 더 불안했습니까?, 아니면 몸에 집중하는 것이 더 불안했습니까?

대부분의 아이들은 몸이 아닌 주변 환경에 집중할 때 덜 불안하다고 말할 것입니다. 자녀가 심하게 불안해 하지 않을 때 주변 환경에 아주 잘 집중할 수 있게 되면 불안감을 느낄 때도 이 전략을 사용해 보려고 할 수 있습니다. 물론 처음 불안해 할 때는 하기가 더 어려울 것입니다. 그러나 연습을 통해 대부분의 아이들은 신체적 감각과 신체에서 주변의 다른 것들로 주의를 전환하는 데 아주 능숙해집니다. 차례로, 아이 불안은 감소하는 경향이 있고 신체적 증상도 감소할 가능성이 있습니다.

이완 훈련

전통적으로, 심호흡뿐만 아니라 근육 이완과 심상화(心像化) 등의 이완 요법은 불안의 신체 증상을 관리하는 데 사용되어 왔습니다. 어떤 아이와 가족은 이러한 유형의 전략을 잘 사용하지만, 다음과 같은 이유로 이 책에 포함시키지 않았습니다.

1. 불안증상을 가진 아이의 신체 반응이 다른 아이와 다르다는 명확한 근거가 없습니다.
2. 아이들이 진정으로 두려움을 직면하고 극복하기 위해서는 아이의 불안(어떤 신체 증상이라도 포함하여)을 완전히 경험하는 것이 중요합니다.
3. 이완 요법은 불안증상이 있는 아이들의 상태를 호전시키는 것 같지 않습니다.
4. 부모와 아이가 집에서 이완 요법을 거의 연습하지 않고 보통 그렇게 하는 것을 어려워합니다.

핵심 포인트

- 자녀가 불안할 때 나타나는 신체적 증상을 알아차리고 그것이 해가 없다는 것을 알도록 합니다.
- 자녀가 자기 증상에서 주의의 초점을 딴 데로 돌리게 합니다.
- 예를 들어, 신체적 감각에서 주의를 돌리는 것을 배움으로써 자녀가 증상을 통제할 수 있음을 알려줍니다.

제 14 장

추가 전략 3: 부모 자신의 불안 다루기

4장에서 논의한 것처럼 아이가 불안해지게 하는 몇 가지 요인이 있을 수 있습니다. 본래 무엇이 아이를 불안하게 했는지는 반드시 중요하지 않습니다. 하지만 중요한 것은 아이 불안을 지속시키거나 아이가 불안을 극복하는 데 방해가 될 수 있는 요인입니다.

2부 앞부분에서 말했듯이 불안으로 어려움을 겪는 아이의 부모는 불안이 없는 아이의 부모보다 부모 자신이 불안으로 어려움을 겪을 가능성이 높습니다. 부모 당사자가 불안해하는 경향이 있다면 이 책의 원칙을 적용하는 것은 더 어렵거나 버거울 수 있습니다. 하지만 불안 성향이 있는 부모의 아이도 이 책의 전략을 사용하면 매우 잘 해결하고, 실제로 아이들이 나아질 때 많은 부모들도 그들 자신의 불안이 감소하는 것을 경험합니다. 이는 아이의 호전의 결과로 생활이 훨씬 더 쉬워졌기 때문일 수도 있거나, 부모가 자녀를 도우면서 자신의 불안도 다루게 되었기 때문일 수도 있습니다.

부모가 자녀를 양육하면서 자신의 불안도 해결하려고 할 수 있다면 자녀에게는 도움이 될 수 있습니다. 이것이 도움이 될 수 있는 세 가지 주요 이유가 있습니다. 아이가 부모로부터 새로운 사고와 행동방식을 배우기 시작할 수도 있고, 부모는 이 프로그램을 따르는 것이 더 쉽다는 것을 알게 될 것이고, 부모는 아이에게 훌륭한 롤모델이 될 것이기 때문입니다. 만약 부모도 같이 프로그램을 하고 있다는 것을 자녀가 안다면, 자녀는 기꺼이 자신의 불안을 대처하고 불안을 유발하는 상황에도 참여할 수 있을 것입니다. 그러므로 부모가 스스로 많은 불안을 경험한다면, 이를 극복하기 위해 함께 노력함으로써 부모 스스로를 도울 뿐만 아니라 아이를 도울 수도 있습니다.

저자는 아이의 치료를 지원하면서 불안의 어려움을 겪은 부모와 함께 하는 것이 때때로 이점이 되는 것을 보았습니다. 예를 들면, 이러한 부모는 아이의 입장을 이해하고 자녀가 어떻게 느끼는지를 실제적으로 이해할 가능성이 더 높습니다. 부모는 불안을 해결하는 것이 얼마나 어려운지를 인식할 것이고 그렇게 함으로써 부모의 접근 방식은 공감적이고 민감해질 것입니다. 그리고 부모는 자신의 입장에서 적절한 불안을 공유함으로써 아이의 두려움을 정상화할 수 있는 좋은 위치에 있습니다.

그러나 부모는 또한 자녀를 양육하는 데 있어 자신의 불안이 문제가 될 수 있다고 말했습니다. 예를 들어, 아이는 부모가 자기에 대해 걱정을 많이 하고 있다는 것을 알고 있어서 아이는 부모와 자신의 걱정을 나누는 것을 꺼릴 수 있습니다.

의도치 않게 자녀에게 주변 세계에 대한 불안의 신호나 메시지를 전달할 수 있습니다. 아이는 부모가 도전에 회피적으로 반응하는 것을 볼 수 있습니다. 그리고 부모는 자신의 두려움이나 걱정의 영향을 받는 어려운 상황에서 자녀가 어떻게 반응할 것인지에 대한 특정한 예측을 가질 수 있습니다. 게다가, 불안으로 인한 어려움이 부모가 특정 활동에 참여하거나 특정 상황에 놓이는 것을 어렵게 만든다면, 아이는 두려움에 직면할 기회를 더 적게 갖게 될 것입니다. 이 장에서는 이러한 잠재적 어려움을 발견하고 이를 극복하는 방법에 대해 설명합니다.

이 장에서의 초점은 자녀를 양육하는 데 어려움을 초래할 부모가 겪는 불안을 예방하는 방법에 관한 것입니다. 이 책에서 기술된 많은 전략도 이런 부모에게 도움이 될 수 있지만 불안으로 인한 부모의 어려움을 극복하는데에 대한 더 광범위한 조언을 위해서는 이 책과 같은 'Helping Your Child' 시리즈의 다른 책이나 '극복하기' 시리즈의 책을 읽는 것이 유용할 수 있습니다(유용한 자료 참조, 305쪽).

자녀에 대한 걱정

아이를 키우는 일은 걱정스러운 일입니다. 불안한 아이를 키우는 일은 더 걱정이 될 것입니다. 부모 자신이 이미 불안한 사람일 때 불안한 아이를 키우는 일은 아마도, 그것은 분명히 쉽지 않을 것입니다! 자녀를 걱정하는 것은 정상이지만, 모든 걱정이 그렇듯이, 걱정이 부모가 바라는 방식으로 아이를 양육하는 것을 방해한다면, 이러한 걱정은 해결할 필요가 있습니다. 자녀는 부모가 자신에 대해 얼마나 걱정하는지를 알게 된다면 아이는 부모를 더 속상하게 할까봐 두려워서 자신의 걱정에 대해 부모에게 열어 보이고 싶지 않을 수도 있습니다. 부모가 아이 걱정을 잘 해결할 수 있다는 것을 아이에게 보여줄 수 있어야 합니다. 자녀가 고민을 털어놓게 하는 방법에 대한 자세한 내용은 8장을 참조하시기 바랍니다. 부모가 어떻게 말하는지, 어떻게 보이는지와 같은 부모의 반응에 주의합니다. 다음 단원에서는 이 문제를 다루는 방법에 대해 더 자세히 설명하겠습니다.

하지만, 이것이 부모가 모든 걱정을 은폐하고 걱정이 없는 척을 해야 한다는 것을 의미하지 않습니다. 아이들은 보통 자기처럼 느끼는 사람은 자기밖에 없을 거라고 생각하고, 항상 두려움을 느끼기 때문에 자기가 '다르다'거나 '이상하다' 라고 생각한다고 말합니다. 보통, 아이들은 모든 사람이 두려움을 가지고 있고 모든 사람이 때때로 무서움을 느낀다는 것을 인식하지 못합니다. 부모가 아이에게 모든 두려움을 숨기는 것보다 두려움을 갖는 것이 정상이고 두려움이 삶을 지배하지 않도록 두려움을 다루는 방법이 있다는 것을 보여주는 것이 중요합니다.

부모가 자신의 두려움을 통해 전하는 세상에 대한 메시지

아이는 필연적으로 주변 사람들로부터 세상에 대해 생각하는 법을 배웁니다. 만약 부모가 세상을 불안해 하는 방식으로 생각한다면, 특히 아이가 더 예민하고, 조심스럽거나, 불안한 아이라면 이는 아이에게 같은 방식으로 생각하게 할 수도 있습니다. 반면에, 만약 부모가 아이에게 불안한 예측을 다른 방식으로 접근하는 방법에 대한 본보기를 보일 수 있다면, 이는 세상을 보는 새로운 방법을 아이가 알게 되는 데 도움이 될 수 있습니다. 그러므로 부모는 두려움을 덮으려고 하기 보다는, 가능하다면 그것들을 좋은 본보기가 될 수 있는 기회로 사용하시기 바랍니다. 자녀와 공유하기에 적절한 두려움(예를 들어, 돈이나 관계에 대한 걱정과 같은 성인적인 것보다는 고양이에 대한 두려움)에 대해 생각하고 자녀에게 이 책의 전략을 사용하여 두려움을 해결할 수 있는 방법을 보여줍시다.

부모는 때때로 어떤 특정한 두려움에는 대처할 수 없거나 준비가 되어 있지 않다고 생각합니다. 이처럼 부모가 지금은 어떤 특정한 두려움에 직면할 수 없다고 느끼면, 부모가 두려워하는 것을 아이는 경험하게 도울 수 있는 다른 사람을 참여시켜 보면 그것은 실제로 위험한 것이 아니라 '부모의 두려움'이라는 것을 아이가 알 수 있습니다. 그리고 아이는 그것에 대처할 수 있다는 것을 알 수 있는 기회를 얻게 됩니다. 예를 들어, 다른 사람에게 아이를 치과에 데려가거나, 수영장에 데려가거나, 개를 쓰다듬어 달라고 요청하는 것을 의미합니다. 부모가 두려움에 대해 말하는 방식도 이렇게 하면 도움이 될 것입니다. 예를 들면, 레일라는 엄마가 고양이를 무서워한다는 것을 확실히 알고 있었습니다. 하지만 레일라의 엄마는 레일라가 고양이를 쓰다듬거나 다른 사람이 키우는 고양이들과 노는 것을 결코 막지 않았습니다. 레일라의 엄마는 "고양이를 좋아하지 않는 것은 나뿐이고, 많은 사람들이 고양이를 좋아해"라고 말할 것입니다. 레일라는 엄마의 두려움에도 불구하고 고양이와 긍정적인 경험을 할 수 있었기 때문에 레일라는 두려움을 공유하지 않았습니다. 다른 사람은 고양이에 대해 다르게 생각한다는 것을 엄마가 레일라에게 알려주는 것과 고양이와 놀 기회를 갖게 해주어, 레일라는 엄마의 두려움을 '고양이는 무섭고 위험하다'는 신호로 생각하지 않았습니다. 대신, 레일라는 이것을 '그냥 엄마의 우스운 걱정'이라고 생각했습니다. 따라서 자녀와 두려움이나 걱정을 어떻게 논의하느냐가 매우 중요합니다. 특히, 그런 걱정은 사실이라기보다는 '그냥' 두려움이나 걱정일 뿐으로 이야기될 필요가 있습니다.

불안 신호 및 메시지

부모 자신의 삶에서 일어나는 일들과 자녀에 관한 모두에 대한 걱정은 때때로 '새어 나올' 수 있고, 다른 사람들에게 보일 수 있습니다. 그래서 부모는 아이와 함께 있을 때 미세한 불안감의 표출을 경계해야 합니다. 예를 들어, 부모는 침착한 태도를 유지하고 있음에도 불구하고 개가 다가올 때마다 길을 건너서 피합니까? 새로운 이웃이 방문하면 친절하게 대하지만, 그 사람들이 돌아갔을 때면 부모는 그래도 역시 안도감을 표출합니까? 이런 행위가 무의식적으로 우리 자신의 불안의 신호를 나타내는 방식의 사례입니다. 친구, 배우자 또는 친지에게 자녀와 함께 스트레스를 받는 상황에 처했을 때를 지켜봐 달라고 요청합니다. 그 사람들이 부모의 불안한 감정이 드러나고 자녀를 돕는 데 방해가 되고 있는지 알아보도록 도와줄 수 있습니까?

부모가 하는 대로 하기

아이는 자신이 두려움에 직면했을 때 부모가 어떻게 반응하는 것만 알아차리는 것이 아닐 수도 있습니다. 아이는 또한 부모를 불안하게 만드는 것에 부모가 어떻게 반응하는지에 대해 알아챌 수도 있습니다. 만약 아이가 부모는 두려움을 마주하기보다는, 피하려고 하는 것으로 대처하는 것을 본다면, 아이는 같은 방식을 배울 가능성이 높습니다(특히 아이가 불안 경향이 있다면 더 그렇다). 반면에 만약 아이에게 부모가 두려움에 직면하고 그것을 극복할 수 있다는 것을 보여줄 수 있다면, 이것은 아이에게 똑같이 하도록 격려가 될 것입니다.

물론 이것이 항상 쉬운 것은 아닙니다. 그러나 아이도 때때로 두려움을 극복하기 위해 틀림없이 힘들게 노력하고 있기 때문에 부모도 어려움을 겪고 있다는 것을 아이가 아는 것은 괜찮습니다.

부모는 아이에게 어떻게 예측하는가?

이 책에서 말했듯이, 불안한 아이는 부모에게 걱정을 줄 것입니다. 그런데 부모가 이미 많은 불안을 경험하는 경향이 있다면 이것은 증폭될 가능성이 있습니다. 불안한 방식으로 생각하는 부모는 자기 아이가 비슷한 방식으로 세상을 볼 것이라고 예상하는 경향이 있고, 위에서 설명했듯이, 당연히, 부모가 아이에 대해 어떻게 생각하는지는 아이에게 어떻게 행동하는지에 영향을 미칠 것입니다. 9장에서 사라가 거미를 보면 겁이 나서 대처하지 못 할까 봐 정말 걱정하는 사라의 부모에 대해 이야기했습니다. 사라가 어떻게 반응할 것인지에 대한 이러한 부정적인 예측은 당연히 사라 부모의 행동에 영향을 미쳤습니다. 사라는 엄마, 아빠가 거미를 보았을 때 부모 표정의 작은 변화를 알아차렸고 이런 것들은 거미가 실제로 두려워해야 할 것이라는 증거로 해석되었습니다. 이 악순환은 다음 쪽 **그림 14-1**에 나와 있습니다.

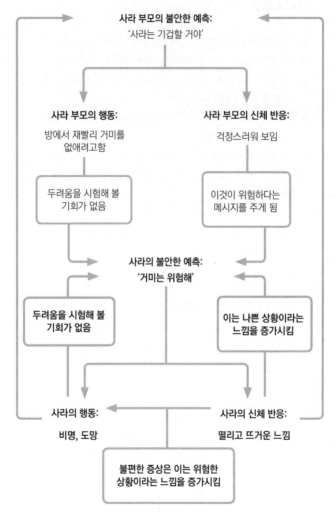

촉발 요인: 사라 부모가 방에서 거미를 발견

사라 부모의 불안한 예측:
'사라는 기겁할 거야'

사라 부모의 행동:
방에서 재빨리 거미를 없애려고함

두려움을 시험해 볼 기회가 없음

사라 부모의 신체 반응:
걱정스러워 보임

이것이 위험하다는 메시지를 주게 됨

사라의 불안한 예측:
'거미는 위험해'

두려움을 시험해 볼 기회가 없음

이는 나쁜 상황이라는 느낌을 증가시킴

사라의 행동:
비명, 도망

사라의 신체 반응:
떨리고 뜨거운 느낌

불편한 증상은 이는 위험한 상황이라는 느낌을 증가시킴

그림 14-1. 아이가 생각하고 느끼는 것에 대한 예측이 미치는지 영향

부모로서의 예상은 또한 부모가 다른 방식으로 자녀에게 어떻게 반응 하느냐에 영향을 미칠 수 있습니다. 앞에서 말했 듯이 부모는 진화론적으로 자녀를 보호하도록 설계되었습니다. 그래서 예를 들어, 부모는 자녀가 매우 무서워할 것이라고 생각한다면 당연히 이런 일이 발생하지 않도록 할 수 있는 일을 하고 싶을 것입니다. 부모는 아이를 그 상황에서 벗어나게 하고 아이에게 괜찮을 것이라는 안심을 주고 싶을 것입니다. 다른 한편으로, 부모는 아이가 난리치며 짜증을 내거나 신경질을 낼 거라고 예상하고 초조해지거나 아이에게 화를 낼 것입니다. 이 두 가지 반응 모두는 완전히 이해할 수 있지만 자녀가 두려움, 걱정 및 불안을 극복하도록 돕기 위해 부모가 하고 있는 일에 방해가 될 수 있습니다.

레일라와 마찬가지로 레일라의 엄마는 종종 다른 사람이 자신에 대해 어떻게 생각하는지에 대해 매우 불안해 했습니다. 그래서 엄마는 레일라가 교문 앞에서 학교에 안 간다고 난리치기 시작하면 그것이 무척 곤란스러웠습니다. 엄마 생각에 다른 아이들은 모두 잘 지내고 있고, 레일라만 난리를 치고, 다른 모든 부모가 자기를 쓸모 없는 부모라고 생각하고 지켜보고 있을 것 같았습니다. 이제 교문에 다가가자 레일라의 엄마는 레일라가 자기 앞에서 소동을 일으킬 것이라는 두려움을 느끼기 시작했습니다. 엄마는 자신의 불안에 압도되어 레일라의 두려움을 어떻게 관리해야 할지에 대한 계획에 집중하기가 어려웠습니다. 레일라가 엄마에게 말을 걸면 엄마는 화를 내지 않을 수 없었습니다. 엄마는 이것이 레일라가 학교에 가는 것에 대해 긍정적으로 느끼는 것에 도움이 되지 않는다는 것을 알 수 있었습니다.

레일라의 엄마와 사라의 부모는 자녀의 반응에 대한 자신의 불안한 생각을 확인하고 자녀와 자녀의 두려움에 대해 자신들이 알아야 할 사항에 대해 생각했습니다. 그들이 생각한 것은 다음 쪽에 나와 있습니다.

목표	부모는 무슨 일이 일어날 것이라고 예측하는가?	부모는 무엇을 알아내야 하는가?
사라가 거미를 보아도 침착하고 낙관적으로 있을 수 있게 되는 것	나는 사라가 거미를 보았을 때 너무 무서워하고, 어쩔 줄을 몰라 할 것 같아 걱정된다.	사라가 거미를 본다면 실제로 무슨 일이 일어나게 될까? 사라는 대처할 수 있는가? 사라가 대처할 수 있게 도와줄 수 있는 일이 있는가? 사라가 잘 대처했는지를 볼 수/알아차릴 수 있는가?

목표	부모는 무슨 일이 일어날 것이라고 예측하는가?	부모는 무엇을 알아내야 하는가?
학교 교문에 도착했을 때 침착하고 안달하지 않는 것 우리의 활동 계획에 집중할 수 있는 것	레일라는 진짜 괴로워하고, 소리를 지르고 울 것이다. 그리고, 다른 부모는 내가 끔찍한 부모라고 생각할 것이다.	부모의 계획을 고수한다면 학교 교문에 다다랐을 때, 실제로는 무슨 일이 일어날까? 레일라가 잘 해낼 수 있는가? 레일라가 해내지 못하면 다른 부모가 나를 비난할까? (아니면 다른 부모는 공감할까?)

올바른 기회 만들기

아이들이 두려움에 직면할 수 있는 기회를 만들어야 합니다. 이는 선생님이나 도움을 줄 수 있는 다른 사람과 연락을 취하거나(11장 '레일라의 단계별 계획'참조) 도구(사라의 단계별 계획에서 사용한 죽어 있거나 살아있는 거미)를 사용하는 것을 의미합니다. 어떤 부모는, 불안감이 이런 종류의 일을 하기 어렵게 만들 수도 있습니다. 예를 들어, 레일라의 엄마는 사회적 상황, 특히 다른 사람이 보고 있다고 느끼는 상황에서 불안함을 느꼈습니다. 그러므로 레일라의 선생님을 찾아가는 것은 엄마에게 꽤 어려운 일이었습니다. 마찬가지로, 사라의 부모는 거미를 별로 좋아하지 않았기 때문에 거미를 가지고 하는 일은 그들이 좋아하는 일이 아니었습니다. 그렇다면 부모 자신의 불안이 아이가 좋아지도록 도우려고 하는 것에 방해가 될 수 있다는 사실을 인지하는 것이 중요한 또 다른 유의할 점입니다. 만약 그렇다면, 아이를 돕기 위해 해야 할 과제는 부모 자신의 목표가 됩니다. 또는 이러한 두려움에 직면하는 것이 지금 당장은 불가능하다면, 자녀가 두려움에 직면할 수 있는 적절한 기회를 만드는 것을 도울 수 있는 다른 사람과 협력합니다.

부모 자신의 두려움과 걱정 극복

이 책의 앞부분에서 논의했듯이 불안을 경험하는 것은 일

	단기	중기	장기
목표 1			
목표 2			
목표 3			

상적인 일이며 모든 사람에게 발생합니다. 그러나 이것이 문
제가 되는 시점은 당신의 삶(일, 친구, 가족, 양육)에 방해가
되기 시작할 때입니다.

　우리는 위에서 부모의 불안으로 인해 자녀가 두려움을 극
복하도록 돕는 것을 어렵게 만드는 방식에 대해 이야기했습
니다. 불안이 부모가 자녀를 돕는 일을 막고 하고 싶은 일을
하는 것을 막고 있다는 것을 인식한다면, 지금이 부모 자신의
두려움과 걱정을 해결할 때인지 고려해 볼 필요가 있습니다.
부모는 상기 표를 사용하여 자신의 두려움과 걱정을 극복하
기 위한 목표를 적을 수 있습니다(이전의 1단계 참조). 이는
이 장의 앞부분에서 제안한 몇 가지 사항에 영향을 받을 수
있습니다. 이 책에서 논의되었던 전략들은 소아나 청소년에
게만 유용한 것이 아니라 성인이 사용할 수 있는 전략과 유사
합니다. 더 많은 정보는 책 말미에 있는 유용한 자료 부분의
목록에 있는 다른 책에서 확인할 수 있습니다. 반면, 아래 상
자에는 우리가 중점을 둔 주요 전략이 요약되어 있습니다.

---

1. 부모의 목표는 무엇인가?
부모가 단기적, 중기적, 장기적으로 무엇에 공을 들이기를 원합
니까?

2. 부모가 무엇을 배워야 합니까?
마주하는 상황과 사람에 대해 부모는 어떻게 생각하고 있습니까?
부모는 최악을 예측합니까? 부모 주변에 있는 모든 것을 위험하

다고 봅니까? 부모의 불안을 극복하고 목표를 이루기 위해 부모
는 무엇을 배워야 합니까?

105쪽에 자녀와 함께 8장에서 사용한 것과 비슷한 차트가 있습
니다. 이번에는 부모의 목표 중 하나를 고려하기 위해 그 차트를
활용해 봅시다.

3. 공포와 걱정을 극복하기 위한 단계별 접근법

부모의 두려움을 시험해 보고 부모 자신 그리고/또는 세상에 대해
새로운 것을 배우기 위해 부모는 무엇을 해야 합니까? 그것이 두
려움을 점진적으로 마주하게 합니까?

만약 그렇다면, 부모만의 단계별 계획을 만들어 봅시다. 부모의
진전에 대해 스스로를 보상하고 다른 사람도 부모에게 보상하게
합시다.

4. 문제 극복하기

문제와 맞닥뜨렸을 때 부모는 마비된 것 같이 느껴집니까? 대신에,
해결책에 초점을 맞추어 봅시다. 아무리 유치해보일 지라도 부모
가 어떤 것이든 할 수 있었던 것은 무엇입니까? 부모가 이것을 했
다면 무슨 일이 일어났습니까? 최선의 해결책은 무엇일까요? 한번
시도해 보고, 어떻게 되는지를 지켜봅시다.

5. 걱정 극복하기

부모의 걱정이 통제 불능의 상태입니까? 걱정에 제한을 둡니다. 걱
정에 정해진 시간을 할당하고 해결책을 찾는데 이 시간을 활용합니
다. 이 시간 외에는 걱정하는 데에 주의를 두지 않습니다. 걱정 시간
동안 부모가 하고 있는 최악의 두려움은 무엇인지 살펴보고, 부모
의 예측에 대한 새로운 정보를 모으며, 시험을 대한 계획을 위해 문
제 해결을 사용하고 불확실성 속에서도 괜찮다는 느낌을 얻을 수 있
는 방법을 찾아 봅니다.

자녀를 참여시키기

부모가 두려움에 맞서고 있다는 것을 아이에게 보여주는 것은 아이에게 정말 강력한 메시지를 줄 수 있습니다. 그러므로 두려움을 마주하고 있다는 사실을 숨길 필요가 없습니다. 자녀에게 부모 자신이 무엇을 하고 있는지 이야기해 줍니다. 예를 들어, 아이는 부모가 단계별 계획을 세우는 것에 도움을 줄 수 있고 부모가 해낸 것에 대해 보상을 줄 수도 있습니다. 이러한 방식으로 자녀를 참여시키는 것은 다음과 같은 여러 가지 이유로 좋습니다. (1) 부모의 두려움을 극복하기 위해 사용하고 있는 전략을 자녀에게 보여줍니다. (2) 자녀가 통제할 수 있는 위치에 놓이게 하고 '전문가'가 되게 합니다. (3) 부모를 밀어줄 사람이 있으면 부모의 동기 부여에 도움이 됩니다. (4) 그것은 모든 것을 더 재미있게 만들 것입니다! 다음은 레일라와 엄마가 고양이에 대한 엄마의 두려움을 극복하기 위해 내놓은 단계별 계획의 사례입니다.

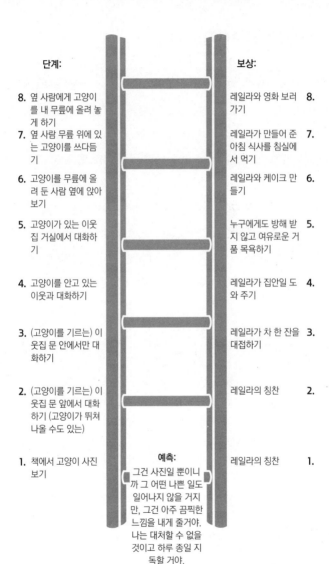

단계:

8. 옆 사람에게 고양이를 내 무릎에 올려 놓게 하기

7. 옆 사람 무릎 위에 있는 고양이를 쓰다듬기

6. 고양이를 무릎에 올려 둔 사람 옆에 앉아 보기

5. 고양이가 있는 이웃집 거실에서 대화하기

4. 고양이를 안고 있는 이웃과 대화하기

3. (고양이를 기르는) 이웃집 문 안에서만 대화하기

2. (고양이를 기르는) 이웃집 문 앞에서 대화하기 (고양이가 뛰쳐 나올 수도 있는)

1. 책에서 고양이 사진 보기

예측:
그건 사진일 뿐이니까 그 어떤 나쁜 일도 일어나지 않을 거지만, 그건 아주 끔찍한 느낌을 내게 줄거야. 나는 대처할 수 없을 것이고 하루 종일 지독할 거야.

보상:

8. 레일라와 영화 보러 가기

7. 레일라가 만들어 준 아침 식사를 침실에서 먹기

6. 레일라와 케이크 만들기

5. 누구에게도 방해 받지 않고 여유로운 거품 목욕하기

4. 레일라가 집안일 도와 주기

3. 레일라가 차 한 잔을 대접하기

2. 레일라의 칭찬

1. 레일라의 칭찬

이것으로 충분하지 않다면

이 장을 끝까지 읽음으로써 부모는 자신의 생각과 행동을 인식했을 수도 있고 이제 부모 자신을 위한 전략을 시험해 볼 수도 있었습니다. 하지만 부모는 직면한 두려움이나 걱정이 너무 커서 스스로 해결할 수 없다고 느낄 수도 있습니다. 이 경우 이러한 어려움을 극복하기 위해 전문적인 지원을 구하는 것이 도움이 될 수 있습니다. 전문 의사는 지역 내에서 이러한 종류의 지원을 받는 방법에 대해 조언할 수 있습니다. 저자의 경험에 따르면, 부모가 자신의 불안을 극복할 수 있는 곳에서 자녀가 두려움에 직면하도록 실제로 도울 수 있습니다.

핵심 포인트

- 자녀에 대한 부모의 걱정을 알아차립니다.
- 부모가 혹시 줄 수 있는 불안 신호나 메시지를 살펴봅니다.
- 부모의 불안이 자녀가 두려움에 직면할 기회를 막을 수 있는 태도를 조심합니다.
- 가능하다면 부모 자신의 불안을 극복하기 위해 노력하고 자녀를 참여시킵니다.
- 부모가 목표를 설정하고, 무엇을 배워야 하는지 알아내며, 두려움을 시험(부모가 점진적으로 강화해야 한다면 단계별 계획을 사용)하고, 문제 해결을 통해 두려움과 걱정에 어떻게 낙관적으로 대처하는 지를 자녀에게 보여줍니다.
- 도움이 더 필요하다면 주저하지 말고 요청합니다.

제 15 장

이 지침서에서의 마지막 몇 가지 조언: 지속하기

이제 이전 장에서 논의한 전략을 적용하는 데 자신감을 갖기를 바랍니다. 이제는 단지 지속하는 것이 관건입니다! 우리가 두려움에 직면하는 점진적인 접근 방식에서 알 수 있듯이, 두려움과 걱정과 관련된 문제는 하루아침에 사라질 것 같지 않습니다. 아이의 목표를 향해 계속 작업하려면 끈기가 필요합니다. 저자의 클리닉에서는 보통 약 두 달 동안 부모와 함께 작업합니다. 그 당시 우리는 눈에 띄는 변화가 있을 것으로 예상하지만, 목표가 항상 완전히 달성될 것으로 기대하지는 않을 것입니다. 그렇다면 보통 노력해야 할 새로운 목표가 있게 됩니다. 작업이 끝나는 경우는 거의 없습니다. 그러나 그 기간 동안 그 가족은 일반적으로 새로운 기술을 실천할 수 있는 좋은 기회를 가졌고 더 이상 치료자의 도움이 필요하지 않으며 가족끼리 목표를 위해 계속 노력할 수 있음을 확신하고 있다는 것을 저자는 알게 됩니다.

그때부터 저자는 가족이 배운 기술을 계속해서 연습할 것을 독려합니다. 이것이 호전을 계속할 수 있게 하는 가장 좋은 방법이기 때문입니다. 실제로, 저자가 한 달이나 일 년 후에 가족들을 만났을 때, 뚜렷하게 아이들이 그 시간 동안 계속해서 많은 것들을 성취해왔다는 것을 발견했습니다.

호전이 느릴 때

때때로 호전이 없는 것처럼 느껴질 수 있으므로 이럴 때는 부모의 초기 노트로 돌아가 부모가 설정한 목표에 대해 얼마나 많은 호전이 있었는지 검토하는 것이 중요합니다(7장). 부모는 지금까지 이루어진 호전에 기분 좋게 놀랄 것입니다. 그러나 호전이 느리다면 부모는 목표가 여전히 유용하고 '스마트(SMART)'한지 확인하기 위해 목표를 검토해야 할 수도 있습니다. 또한 저자가 설명한 어떤 기술이 자녀에게는 특히 잘 작용했을 가능성이 있는 반면, 다른 사람에게는 잘 적용되지 않았을 수 있습니다. 나중에 아이가 특정한 두려움에 직면할 수 있도록 함께 노력하고 싶을 때 미래의 그 시간 동안 어떤 것이 특별히 도움이 된 것 같았는지 기억해두는 것이 유용할 것입니다.

자녀에게 도움이 된 것은 무엇인가?

나중에 다시 참고할 수 있도록 자녀가 불안을 극복하는 데 특히 도움이 되었던 점을 223쪽 박스에 적어 둡니다.

부모가 직면할 수 있는 문제

226쪽에 있는 표는 부모가 아이의 두려움과 불안을 극복하려고 하면서 발견했다고 말한 몇 가지 특정한 문제를 나타냅니다. 저자는 부모가 이러한 문제로 인해 미루지 않고, 부모와 자녀가 이 책을 통해 연습해 온 기술들을 사용하여 이 문제를 극복하기를 강조합니다. 따라서 어떻게 해야 하는지를 부모에게 알려주는 대신 부모가 자신의 해결책을 찾는 데 사용할 수 있는 전략에 대해 몇 가지 제안을 했습니다(저자가 아이를 도울 때 부모에게 하게 해왔던 것처럼). 이러한 방식으로 부모는 배운 기술을 실천하고 부모에게 맞는 해결책을 찾아냅니다.

부모가 한 것 중 자녀 불안을 감소시키는 데 도움이 되었던 것

흔히 발생하는 한 가지 문제는 엄마, 아빠가 자녀의 불안한 감정과 행동을 관리하는 방법이 다를 때입니다. 이것은 레일라의 부모의 경우였습니다. 그 사람들은 몇 년 전에 별거했지만 딸을 위해 서로 잘 지내려고 노력했고 둘 다 그것이 어렵다는 것을 알았습니다. 부모가 동의하지 않는 한 가지는 레일라의 불안이었습니다. 레일라의 아빠는 엄마가 레일라에게 오냐오냐해서 레일라는 계속 불안해진다고 느꼈습니다. 그러나 레일라 엄마는 아빠가 너무 엄격하고 레일라에게 충분히 이해심을 나타내지 않는다고 느꼈습니다. 상황은 레일라의 엄마가 동정적이고 지지적으로 하면 할수록 아빠는 엄마가 오냐오냐하고 있다고 더 생각되어, 아빠는 레일라를 더욱 엄격하게 대하는 결과로 더욱 악화되었습니다. 그리고 아빠가 엄격하면 할수록 엄마는 레일라를 더 보호하고 싶었습니다.

레일라의 엄마가 주보호자로서 레일라의 불안을 극복하기 위해 치료 프로그램에 착수했습니다. 그러나 레일라가 아빠를 만나러 갔을 때 프로그램이 중단되었습니다.

레일라의 엄마는 딸의 불안을 어떻게 관리해야 할지에 대해 전 남편과 생각이 너무 달라서 일관성이 없고, 레일라의 불안을 극복하기 위한 어떤 것도 하지 못한 일주일의 공백이 있었기 때문에 더딘 진전을 보이고 있다고 우려했습니다. 엄마는 이 문제에 대한 해결책을 찾기 위해 문제 해결 차트를 들고 앉았습니다. 그녀가 생각해 낸 것은 226쪽에 나와 있습니다.

지속하기

일이 순조롭게 진행되고 있고 자녀가 큰 진전을 이뤘다면 기술 연습을 중단하고 편안히 앉아 열심히 노력한 대가를 거두고 싶을 것입니다! 그럴수록 정신을 바짝 차리고 전략을 계속 사용할 수 있는 기회를 찾아야 합니다. 자녀가 전략에 더 익숙하면 할수록 그 전략은 문제를 해결하는 습관적인 방법이 될 것입니다. 아이는 또한 평생 동안 직면하는 모든 문제를 처리하고 미래에 매우 불안해지는 것을 피하기 위한 전략을 사용할 준비가 더 잘 되어 있을 것입니다.

사라가 손에 거미를 잡을 수 있게 되었을 때 사라와 부모는 그들이 상상했던 것보다 더 많은 것을 얻었습니다. 그래도 부모는 새로운 기술을 계속 사용하였습니다. 미래에 사라가 걱정하는 어떤 상황이 생길 때마다 부모는 계속해서 사라의 두려움에 직면하거나 (두려움을 피하지 않고) 해결책을 찾아 문제를 해결하여 사라의 불안한 예측을 테스트하게 했습니다. 부모는 시간이 흐르면서 사라가 부모 지원 없이도 자신의 불안한 예측에 대해 새로운 것을 배울 수 있는 것처럼 보인다는 것을 알게 되었습니다. 진짜 문제가 있는 곳에서 사라는 큰 걱정을 하고 있기보다 문제를 해결하기 위해 무엇을 해야 하는지에 집중했습니다. 사라의 삶이 성숙해지면서 사라는 재치 넘치고 회복 탄력성이 있는 젊은 여성이 되었습니다.

자녀들의 두려움, 걱정, 불안을 극복하기 위해 노력하는 부모들이 흔히 마주하는 문제점

문제	해결책을 찾기 위한 팁
실질적인 문제	
나는 그런 훈련을 할 만한 충분한 시간이 없다.	'문제-해결'을 시도한다(11장).
아이에게 스스로 해 보게 하는 것보다 대신에 그냥 해 주는게 빠르다(쉽다).	부모가 생각했을 때 단기적 뿐만 아니라 장기적으로도 이것이 진짜 정답일까?
자녀에게 언제 밀어 붙여야 할지 모르겠다. 아이가 불안해 하는가? 아니면 흥미 없어 하는가?	어떤 상황에서도 부모가 활용할 수 있는 전략 (보상과 같은)이 있는가?
다른 가족은 어떻게 하는 것이 맞는지 의견이 다르다.	'문제-해결'을 시도한다. 이 책의 관련 챕터를 가족과 함께 읽어볼 수 있는가?
아이가 '말을 안 들을' 때 나는 이것이 아이가 당황해서 인지, 아니면 어려워서 인지 잘 모르겠다.	한 번 더 다시, 어떤 상황에서도 부모가 활용할 수 있는 전략 (보상과 같은)이 있는가? 어려운 행동을 극복하는 것에 대해 10장도 본다.
아이가 걱정하는 시간에 내가 거기에 없다.	'문제-해결'을 시도한다.
다른 자녀는 항상 하는 일을 한 아이가 한다고 보상을 주는 것은 불공평해 보인다.	'문제-해결'을 시도한다. 다른 자녀도 보상을 받는 것으로 이익을 얻는 것이 있는가?

아이가 자기 두려움을 극복하기 위해 무엇을 해야 하는 지 알고 있지만, 그런 상황이 일상 생활에서 그렇게 자주는 일어나지 않는다.	'문제-해결'을 시도한다. 적당한 기회를 만들어 주는 것에 대해서도 생각해 본다.
개인적인 문제	
아이에게 계속 '밀어 붙이기'에는 계속 의욕적이기는 힘들다고 느꼈다.	부모의 불안을 다루는 것에 대해 14장을 본다. '문제-해결'을 시도한다.
부모가 아이를 너무 압박하면 자녀가 어떻게 감당할 수 있을지 걱정하지 않을 수 없습니다.	무엇이 부모를 걱정하게 만드는가? 부모의 불안한 생각을 검사해 보는 건 어떤가?
다른 가족도 같은 문제를 가지고 있고 그것에 대해 아무것도 하지 않을 때, 자녀에게만 무언가를 하라고 밀어붙이기가 어렵다.	'문제-해결'을 시도한다.

레일라 엄마의 문제 해결

문제가 무엇인가?	모든 가능한 해결책을 나열한다.	엄마가 이 해결책을 선택한다면 무슨 일이 일어나는가? (단기적으로는? 장기적으로는? 차후 엄마 본인에게는?)	이 해결책은 실행할 수 있는 것인가? (네/아니오)	이 해결책은 엄마나 좋은가? 0-10점으로 평가해본다.	무슨 일이 일어났는가?
아빠와 엄마가 레일라의 걱정을 다르게 처리한다. 그래서 프로그램이 일관되게 지켜지지 않고 있다.	1. 엄마가 하던 대로 계속한다.	아무것도 변하지 않을 것이다. 내가 하던 대로 하겠다. 약간의 진전은 있겠지만, 남편과 협력하는 것보다는 훨씬 느릴 것이다.	네	5	

	2	네	아빠는 엄마가 자기를 비난하고 있다고 느낄 것이다. 우리는 논쟁을 할 것이다. 많은 것이 바뀔 것 같지 않다.	2. 엄마가 해온 방법에 대해 아빠에게 이야기하고 똑같이 해달라고 요청한다.
	8	네	아빠는 그것을 가지고 읽어 볼 것이다. 비난 받는다는 느낌은 덜 느낄 것이다. 아빠는 엄마가 지금까지 한 것에서 진전을 본 다면, 시도해 볼 가치가 있다고 생각할 가능성이 더 높다.	3. 엄마가 책에서 읽은 것을 레일라 아빠와 공유하고 엄마가 지금까지 한 일에 대한 기록을 보여준다.

향후 목표

부모와 자녀가 계속해서 작업하는 것이 중요하다고 느꼈던 것이 무엇인지 지금 생각해 봅시다. 아래 상자에 이를 기록해 두었다가 나중에 다시 참조하여 이러한 목표를 향한 작업에서 어떤 진전을 이루었는지 확인할 수 있습니다.

부모와 자녀가 계속 작업한 것

무함마드는 자기 방에서 혼자 자겠다는 목표를 충족했지만, 그것을 달성한 후에도 분리불안 때문에 아이가 하지 못할 일이 여전히 있다는 것이 부모에게 분명해졌습니다. 예를 들어, 무함마드는 친구네 집에서 자면서 놀기로 했지만 자기 전에 자기를 데리러 오라고 했습니다. 부모는 또한 둘이서만 함께 자고 싶었지만 무함마드가 싫어서 애 보는 사람을 구할 수 없었습니다. 무함마드의 부모는 계속해서 작업할 목표 목록을 다음과 같이 만들었습니다.

무함마드 함께 우리가 계속 해 볼 만한 일

1. 무함마드를 베이비시터와 집에 있게 하는 것
2. 무함마드를 부모없이 수학여행을 가게 하는 것
3. 무함마드를 (친구 또는 조부모님 집에서) 하룻밤 자고 오게 하는 것
4. 무함마드를 스카우트 캠프에 가게 하는 것

부모 자신에게 보상하기!

마지막으로, 이번 기회에 잠시 멈추고 부모와 자녀가 이룬 성과에 대해 잠시 멈추고 생각해 봅시다. 프로그램이 진행되는 동안 부모는 자녀의 노력에 대해 보상을 주었을 것이며 계속해서 그렇게 해야 합니다. 하지만 자녀가 진전을 이루었다면 부모는 또한 이 시점에서 그것은 부모가 자녀에게 제공한

도움 덕분이라는 점을 알아야 합니다. 자녀의 진전이 그 자체로 보상이겠지만 아마도 이를 실현하기 위해 부모가 투입한 모든 노력에 대해 부모 자신에게 보상할 때가 되었을 것입니다. 맛있는 식사나 스파를 하고, 저녁 모임을 잡거나 친구를 만난다. 부모가 무엇을 하든, 반드시 그 일을 기념하고 자녀가 두려움과 걱정을 극복하도록 도와준 것에 대해 부모 자신에게 마땅히 인정을 주어야 합니다.

벤의 부모는 이를 실천했습니다. 부모는 벤이 혼자 위층으로 올라가는 것에 대한 두려움을 극복하도록 돕기 위해 정말 노력했습니다. 가장 어려웠지만 가장 도움이 되었던 것 중 하나는 시간을 내어 벤과 귀신에 대한 두려움에 대해 이야기하고 벤의 걱정을 진지하게 받아들이는 것이었습니다. "바보같이 굴지 마, 벤. 귀신은 없어!"라고 말하지 않기가 의외로 어려웠습니다. 그러나 부모는 인내했고, 시간을 가지고 영화에 나오는 귀신이 허구이고 벤에게 진짜로는 위험하지 않다는 것을 벤 스스로 해결할 수 있도록 돕기 위해 노력했습니다. 부모 노력은 결실을 맺었고, 한 달 안에 벤은 단계별 계획의 최고점에 도달했고 가시 거리에 아무도 없을 때에도 위층에서 즐겁게 놀 수 있었습니다. 벤의 모든 노력에 대해 보상하기 위해 벤은 테마파크 여행이라는 궁극적인 보상을 받았습니다. 벤의 부모는 벤의 노력도 있었지만 벤에게 필요한 지지와 격려를 제공하기 위해 자신들이 그렇게 열심히 노력하지 않았더라면 아무것도 바뀌지 않았을 것임을 인정해야 했습니다. 그래서 부모는 친구를 불렀고 즐거운 저녁을 보냈습니다.

핵심 포인트

- 부모가 배운 기술을 계속 연습합니다.
- 새로운 목표를 향해 계속 노력합니다.
- 이러한 기술을 사용하여 도중에 생긴 문제를 극복합니다.
- 수행한 작업과 일궈낸 진전에 대해 부모 스스로에게 보상합니다. 참 잘했습니다!

제 **3** 부

특별한 상황 관리하기

제 16 장

이 책을 유아에게 사용하기

이 책은 저자가 활용해 본 불안을 극복하는 방법을 기술하고 유치원에서 초등학교 저학년(5 - 12세) 아이에게 유용하다는 것을 알게 되었습니다. 연구에서 이 연령대의 소아에서 이 프로그램으로 똑같이 효과가 있다는 것을 확인하였습니다. 그러나 자녀가 더 어리다면 우리가 제안하는 일부 전략은 약간 까다로워 보일 수 있습니다. 자녀가 약 7세 이하인 경우, 2부를 끝까지 읽은 후 프로그램을 실제로 시작하기 전에 이 장을 읽는 것이 좋습니다. 이 장은 어린 자녀와 함께 프로그램을 최대한 활용하는 방법에 대한 몇 가지 팁을 제공합니다.

유아에게 어느 정도의 불안이 정상적일까?

유아는 모든 종류의 일에 불안해지는 것은 일반적입니다. 그것은 성장하고 세상을 알아가는 것의 일부입니다. 예를 들어 유아는 큰 소음에 보통 놀라는 반면, 4-5세 소아는 보통 귀신이나 어둠을 두려워합니다. 이것은 정상이며 자녀는 단순히 나이가 들면서 이러한 두려움은 없어질 가능성이 높습니다. 그러나 이 장의 전략은 이러한 두려움이 문제가 되는 것을 방지하는 데 유용할 것입니다. 이 장은 또한 과거 자녀의 나이에는 정상이었고 일반적으로는 나이 들면서 없어지는 것에 비해 어떤 자녀는 지속하는 두려움을 해결하는 데 도움이 될 것입니다. 물론 두려움이나 걱정이 자녀의 생활에 방해가 되는 경우에도 도움이 될 것입니다(예를 들어, 아이가 좋아할 일을 하지 못하게 하는 것).

유아에게는 어떻게 다르게 해야 하는가?

2부에서는 자녀가 불안을 극복하게 하는 데 사용할 수 있는 전체 전략에 대해 설명했습니다. 이제 이러한 전략 중 어떤 것이 유아에게 가장 효과적인지에 대해 논의하고 이러한 아이디어를 적용하여 어린 소아가 사용할 수 있도록 도울 수 있는 방법에 대해 설명합니다. 강조해야 할 가장 중요한 것은 유아에게 문제에 대해 자세히 이야기하는 것이 어려울 수도 있고 (반드시 도움이 되지 않을 수도 있습니다), 따라서 아이가 학습을 통해 알아야 할 것을 어떻게 배울 수 있는지에 계속 집중하는 것이 중요할 것입니다. 부모의 주된 일은 아이가 한 번 해보기 해야 할 것이 무엇인지, 부모가 만들어내야 할 기회는 무엇인지, 아이에게 불안을 극복하게 할 수 있는 새로운 방법을 발견하기 위하여 '한번 해보기'를 하도록 부모가 어떻게 격려할 수 있는지를 알아내는 것일 것입니다.

아이에게 재미있는 방법으로 새로운 모험을 할 수 있는 방법을 생각해 봅시다. 예를 들어, 낯선 사람들에게 자신있게 말하는 것을 두려워하는 아이들은 재미있는 앱을 사용하여 다른 사람들 앞에서 내는 소리를 점진적으로 채워 가면서 매우 잘 할 수 있는 것으로 나타났습니다(예, 휴대폰 화면의 불꽃을 불어서 끄는 앱을 이용하거나 음성 변조 앱에 대고 말하는 것). 아이가 걱정하는 것을 한번 해보게 하는 재미있는 게임은 아이가 새로운 것들을 시도하고 이러한 것들을 하는 것이 자기가 예측했던 것만큼 나쁘지 않았다는 것을 발견하는 것을 더 쉽게 만들 수 있는 것 같습니다. 두려움을 마주하는 것을 게임처럼 느끼게 하는 방법을 생각해 봅니다. 예를 들어, 부모와 아이가 번갈아가며 (부드러운) 도전을 하는 '모험' 게임처럼 할 수 있을까요?

우리 아이는 무엇을 배워야 하는가?

8장에서 자녀가 불안한 예측을 발견하도록 돕는 것에 대해 이야기했습니다. 유아의 경우 "무슨 일이 일어날 것 같아?"와 같은 간단한 언어를 사용하여 단순한 질문을 해야 합니다. 유아는 보통 자신보다 다른 사람에게 일어난 일을 설명하는 것이 더 쉽다는 것을 알게 됩니다. 예를 들어, 친구나 잘 아는 사람이 아이가 무서워할 만한 상황에 처했다는 이야기로 자녀에게 말을 하거나 만들어 보고 자녀는 무슨 일이 생길 것 같다고 말하는지 확인합니다. 아이는 그 사람이 다칠 것이라고 생각합니까? 아니면 다른 사람이 다칠 것이라고 생각합니까? 아니면 누군가가 길을 잃어 버릴 것 같거나 납치당했을 것 같다고 생각합니까? 부모는 장난감 캐릭터나 인형을 가지고 역할극 게임의 일부로 이 작업을 수행할 수도 있습니다. 때때로 아주 어린 아이는 자기가 정말로 무서웠다고 예상하게 된 것에 비해 불안한 예측을 분명하게 설명하는 것을 어려워 할 것입니다. 사실, 이것은 아이가 두려워하고 피하고 싶은 주요 과정일 수 있습니다. 101쪽에서 설명한 것처럼 그러한 예측을 가지고 작업하는 것은 물론 괜찮습니다. 아이가 예측한 만큼 당황하게 되지 않을 수도 있고, 당황하게 되더라도 결국에는 괜찮아진다는 것을 아이가 알게 될 수도 있습니다.

자립과 '한번 해보기' 장려하기

유아들은 분명히 자기 삶의 많은 영역에서 부모의 지원을 위해 부모나 다른 사람에게 의존할 것이며, 이것은 완전히 정상입니다. 하지만 부모는 혼자서 할 수 있을 만큼 단순하고 일상적이며 아이 연령에 맞는 과제에 대하여 생각해 볼 수 있습니까? 부모가 무의식적으로 개입하는 경우가 있습니까? 예를 들면, 아이가 집에 오면 외투를 받아주고 갈아 입을 옷을 골라줍니까? 아니면 아이가 이것을 스스로 하도록 하게 합니까? 도움이 된다면, 일상 생활에서 자녀의 자립심을 높여 자녀가 상황을 잘 통제한다고 느낄 수 있도록 안전하게 양육할 수 있는 방법에 대한 아이디어를 제공받기 위해 아이가 스스로 하거나 하지 않는 일에 대해 다른 부모들과 이야기합니다. 9장에서 저자는 자녀를 불안하게 만드는 일에 '한번 해보기'를 독려하는 방법에 대해 이야기했습니다. 이런 것들을 재미있게 만들기 위해 노력합니다. 부모는 또한 아이가 용감할 때 많은 관심과 칭찬을 해주고, 불안할 때 너무 많은 관심을 주지 않도록 노력해야 합니다. 어린 아이(특히, 불안한 유아)는 부모로부터 받는 메시지에 특히 민감하므로 이 원칙이 특히 중요합니다. 좋은 행동(예, 저녁 식사를 맛있게 먹는 것)에 칭찬하거나 주의를 기울이면 자녀는 다시 이런 행동을 할 가능성이 더 높고 반면 안 좋은 행동(예, 때쓰기)은 무시하면 이 행동이 다시 발생할 가능성이 적다는 것을 알고 있습니다.

아이들은 어릴 때부터 자신의 행동에 결과가 따른다는 사실을 배우기 시작합니다. 2세 미만의 아동부터 말로 하는 칭찬을 인식하고 칭찬을 끌 가능성이 있는 방식으로 행동합니다. 즉각적인 보상(예, 스티커)도 약 3세부터 긍정적인 행동을 강화하는 역할을 합니다. 그리고 4세 정도부터 아이들은 약간 덜 즉각적인 보상을 약속하면서 행동을 바꿀 수 있을 것입니다(예, 더 큰 보상을 위한 저축으로 별표 모으기). 그래서 저자는 어릴 때부터 아이들의 긍정적이고 '한 번 해보기' 행동에 관심을 기울이고 명확한 칭찬으로 반응해야 합니다. 아이는 이제 자기가 '한 번 해보기'를 하면 좋은 일이 생긴다는 것을 알게 됩니다. 아이가 '한번 해보기'를 하지 않으면 *어떤 나쁜 일도 일어나지 않지만 동시에 어떤 좋은 일도 일어나지 않*

는다는 것을 자녀가 배우는 것도 중요합니다. 아이가 '한번 해보기'를 거부하거나 그것을 불안해하거나 괴로워할 때 그것을 아주 무시하는 것은 잘못된 것이고, 부모가 할 수 있는 것은 두려움과 불안한 행동을 무시하는 것입니다. 이를 수행하는 가장 간단한 방법은 자녀를 그 상황에서 벗어나게 하는 것이 아니고 (회피도 권장하지 않고) 아이가 두려움에 대해서 신경을 쓰지 않도록 주의를 다른 곳에 돌리는 것입니다. 예를 들어, 자녀가 학교에 다다를 때 불안해지면 멀리서 일어나는 일을 보면서 화제를 바꾸거나("와우, 저 고양이는 뭐하는 거지?") 오늘 있을 만한 좋은 일이나 방과 후 하고 싶은 일에 대해 말합니다. 이 전략을 사용하면 부모는 자녀의 두려움에 관심을 주지 않으면서 아이는 두려움에 대처하는 데 도움이 됩니다. 아이는 또한 무언가가 처음에 무섭게 보인다고 해서 그것을 다룰 수 없다는 것을 의미하지 않으며 결국에는 그것을 즐기게 될 수도 있다는 것을 발견하기 시작합니다!

두려움과 걱정을 단계적으로 극복하기

　　청소년들과 마찬가지로, 단계별 계획은 자녀가 불안한 예측을 테스트하기 위해 '한번 해보기' 할 수 있는 것의 수를 점진적으로 늘리는 데 도움이 되는 유용한 방법입니다. 다시 한번 말하면, 이전 부모에게 자녀가 단계별 계획을 아이 스스로 세울 수 있게 하라고 했던 부분에서, 유아와 함께 라면 부모는 더 적극적인 역할을 하고 아이와 함께 또는 아이를 위한 계획을 만들어야 할 것입니다. 이전과 마찬가지로 최종 목표를

조의 단계별 계획

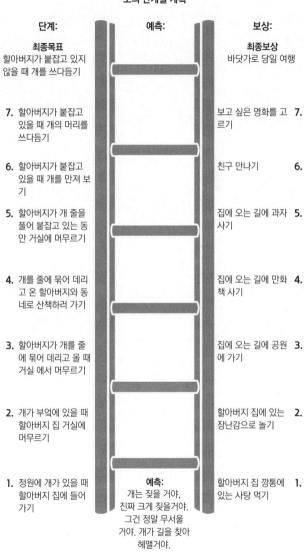

단계:

최종목표
할아버지가 붙잡고 있지
않을 때 개를 쓰다듬기

7. 할아버지가 붙잡고
   있을 때 개의 머리를
   쓰다듬기

6. 할아버지가 붙잡고
   있을 때 개를 만져 보
   기

5. 할아버지가 개 줄을
   풀어 붙잡고 있는 동
   안 거실에 머무르기

4. 개를 줄에 묶어 데리
   고 온 할아버지와 동
   네로 산책하러 가기

3. 할아버지가 개를 줄
   에 묶어 데리고 올 때
   거실 에서 머무르기

2. 개가 부엌에 있을 때
   할아버지 집 거실에
   머무르기

1. 정원에 개가 있을 때
   할아버지 집에 들어
   가기

예측:

예측:
개는 짖을 거야,
진짜 크게 짖을거야.
그건 정말 무서울
거야. 개가 길을 찾아
헤맬거야.

보상:

최종보상
바닷가로 당일 여행

보고 싶은 영화를 고   7.
르기

친구 만나기   6.

집에 오는 길에 과자   5.
사기

집에 오는 길에 만화   4.
책 사기

집에 오는 길에 공원   3.
에 가기

할아버지 집에 있는   2.
장난감으로 놀기

할아버지 집 깡통에   1.
있는 사탕 먹기

파악하고 이 목표를 달성하기 위한 일련의 점진적인 단계를 마련합니다. 자녀가 각 단계에서 한번 해볼 수 있도록 동기를 부여할 수 있는 분명한 보상을 제공합니다. 만약 아이가 한번 해보기를 꺼린다면, 그 단계는 너무 커서 나눌 필요가 있을 것입니다. 유아, 조(5세)를 위한 단계별 계획의 예는 243쪽에 있습니다.

일상 생활

이 장에서 설명하는 전략은 어떤 상황에 대해 다른 방식으로도 생각할 수 있다는 것을 인식하도록 돕기 위해 자녀가 시험에 다른 예측을 가정해보고 '한번 해보기'를 하며 두려움이 방해하지 않도록 도와줄 것입니다. 이것은 생활에 좋은 기술이라고 생각할 수 있습니다.

유아에게 성공적인 보상을 주는 팁

- 자녀가 계획의 단계에 따라 '한번 해보기'를 한다면 어떤 보상을 받게 될 지 명확히 알게 합니다(만약 네가 거실에 멍멍이와 같이 들어 온다면, 집에 가는 길에 놀이터에 갈 거야).
- 아이가 무엇 때문에 보상을 받는 것인지 명확히 전합니다(잘 했어, 네가 계산대 아주머니에게 인사를 잘 했으니까 이제 가서 케이크를 만들 거야).
- 한 번만 말고, 아이가 매 단계를 할 때마다 칭찬합니다. 아이가 단계를 해보는 데 여전히 두려움을 느끼더라도 계속 보상을 줍니다.
- 아이가 한 단계를 완수했다면 즉시, 가능한 빨리 보상을 줍니다(필요하다면, 보상을 미리 사서 자녀에게 줄 준비를 합니다).
- 어린 아이에게는, 부모와 무언가를 함께 하는 보상이 물질적인 보상(즉, 물건을 사는 것)만큼 또는 그 이상의 의미가 있습니다.
  그 단계를 완수하면 아이에게 칭찬을 많이 해줍니다('친구를 부르다니 정말 잘 했어, 너 정말 용감해, 아빠는 정말 네가 자랑스러워').

자녀가 일상 생활에서 이러한 원칙을 배우게 하고 그런 원칙을 부모 생활 방식의 일부로 만들 수 있게 합니다. 이 원칙은 나중에 오랫동안 마주칠 문제들을 처리하는 데 자녀에게 크게 도움이 될 것입니다.

핵심 포인트

- 자녀가 무서워하는 상황에서 일어날 것이라고 생각하는 것을 설명하게 합니다.
- 자녀가 불안한 예측을 테스트하는 데 도움이 되도록 칭찬과 보상으로 '한번 해보기' 행동을 장려합니다.
- 즐거운 시간 보냅니다. 가장 중요한 것은 자녀에게 '한번 해보기'를 격려하는 것입니다.
- 단계별 계획을 사용하여 점진적으로 두려움에 직면하게 합니다
- 일상 생활에서 이러한 전략을 연습할 기회를 갖습니다!

제 **17** 장

이 책을 십대 청소년에게 사용하기

이 책은 유치원 및 초등학생 나이의 아이(5세에서 12세)에게 시험해 보고 유용하다는 것을 알게 된 불안을 극복하는 접근법을 기술했습니다. 십대 청소년에게 이 치료법을 시험하지는 않았지만 이 책에서 기술한 많은 원칙들은 불안해하는 이 연령대의 자녀에게 흔히 사용됩니다. 그러므로 부모는 두려움이나 걱정을 가진 청소년을 도우려고 할 때 이 원칙이 유용하다는 것을 알게 될 것입니다.

십대 청소년 자녀가 불안을 극복하도록 돕는 방법

십대 청소년은 특히 다른 사람이 자신에 대해 어떻게 생각하는지에 민감할 수 있으며 독립심을 추구하기 때문에 부모와 가족이 자신의 삶에 지나치게 간섭하고 있다는 느낌에 민감할 수도 있습니다. 따라서 부모가 직면하게 될 가장 큰 숙제 중 하나는 부모가 자녀의 관점에 진정으로 관심을 가지고 이를 진지하게 받아들이고 있다고 느끼게 하는 방식으로 청소년 자녀와 이야기하는 것입니다. 만약 부모가 청소년 자녀에게 그들의 불안 문제를 이해하고 있다는 것을 제대로만 보여줄 수 있다면, 불안을 극복하는 데 도움이 될 것입니다. 2부의 첫머리에서 논의했듯이, 중요한 것은 부모가 무엇을 말하고 행동하는 것뿐만 아니라 *어떻게* 말하고 행동하느냐입니다. 십대 자녀가 부모와 함께 작업하려면, 부모는 자녀가 걱정하는 것을 이해하고 받아들이고 있다는 것을 보여주어야 합니다. 부모는 자녀를 비판하거나 판단하지 않습니다. 하지만 부모는 이 걱정이 방해가 되고 있고 이에 대해 뭔가 조치가 필요하다는 것을 알고 있습니다.

십대 자녀는 변화하기를 바라는가?

부모가 십대 자녀의 걱정에 문제가 있다고 볼지라도, 자녀는 다르게 생각할 수도 있습니다. 십대 자녀가 좋아지려면 자신들이 달라지고 싶어해야 합니다. 자녀에게 이 책에 있는 과정을 해야 한다고 말한다면 아이의 입장에서는 더 꺼리게 될 것입니다. 대신에, 십대 자녀의 말을 잘 듣고 그들의 관점을 이해한다는 것을 보여줍니다. 자녀의 목표를 물어보고 두려움이나 걱정이 목표를 성취하는 데 어려움을 만들지에 대해 물어봅니다. 결국 선택은 자녀의 몫이지만, 자녀가 *정보를*

충분히 *제공하고* 선택을 할 수 있도록 돕는 것이 부모의 일입니다. 여기 시험에 대해 과도하게 걱정하는 십대인 질과 그녀의 아빠 사이의 대화의 예가 있습니다.

> **아빠:** 질, 아빠 생각에 시험에 대해 걱정이 많은 너에게 도움이 될 거 같아서 청소년이 두려움을 극복하는 것에 도움이 되는 책을 샀어. 그 책을 읽어보니, 그러려면 아빠가 너와 함께 작업을 해야 한다는 것을 알게 되었어. 어떻게 생각해?
>
> **질:** 저는 아무것도 할 필요가 없는데, 나는 지금 이대로 괜찮아.
>
> **아빠:** 글쎄…네가 괜찮다면 좋은데, 꼭 그게 그렇게 방해가 되는 건 아니지, 그렇지?
>
> **질:** 응, 나는 중요한 시험이 있거나 시험이 다가올 때만 걱정해.
>
> **아빠:** 그래, 그리고 그런 일은 자주 일어나지 않는 것 같아. 하지만 올해는 그것이 더 문제가 될 수 있다고 생각하지 않아?
>
> **질:** 별로, 나는 시험이 가까워지고 웃음거리가 되면 더 불안해질 수도 있다고 생각해.
>
> **아빠:** 그래, 시험 시간 즈음에 불안감을 덜 느끼고 싶어?
>
> **질:** 아마도.
>
> **아빠:** 이건 좀 거창한 질문인 것 같지만, 아빠는 궁금한 게 네가 2년 이나 5년 후 승급 시험이나 심지어 대학 시

힘을 치르고 있을 때 상황이 어떨 것이라고 생각해?

질: 　모르겠어요, 나는 그때까지 그 시험 볼 때 괜찮았으면 좋겠어.

아빠: 시험에 대한 걱정이 그런 시험을 치르는 데 방해가 되거나 상황이 정말 최악이 될 수 있다고 생각해?

질: 　그럴 것 같지는 않은데… 아마, 대학교에서는 매년 시험을 보니까 그럴 것 같아요.

아빠: 그래서 지금은 시험에 대한 걱정이 큰 문제가 아닌 것 같지만, 올해와 졸업 학년 일 때는 더 힘들어질 수 있으니 잘 해결되면 더 좋을 것 같다. 두 가지 옵션이 있는 것 같아. 그대로 지켜보거나 두려움을 극복하려고 노력하는 거. 그것은 정말로 질에게 달려 있지만 네가 알고 있는 한 네가 그것을 하기로 결정한다면 아빠 돕고 싶어. 어때?

부모는 십대 청소년 자녀에게 어떻게 다르게 해야 하는가?

자녀가 두려움이나 걱정을 극복하려고 한번 해보기를 결정했다면 반은 온 것입니다. 2부에서 논의한 전략은 보통 청소년에게도 사용됩니다. 이제 십대 자녀에게 이러한 전략을 사용할 때 고려해야 할 몇 가지 사항을 강조하겠습니다.

청소년에게는 더 많은 결정권 부여

십대 청소년 자녀가 불안감을 극복하도록 돕는 것의 주요 차이점은 자녀가 사용하는 전략에 더 많은 결정권을 가지는 위치에 놓일 필요가 있다는 것입니다. 비록 자녀는 여전히 부모의 지원과 지도가 필요하지만, 아이는 일부 전략을 독립적으로 훨씬 더 잘 수행할 수 있을 것이고, 사실, 그들은 부모가 자기에게 무엇을 해야 하는지를 알려주기보다는 독자적으로 수행하기를 원할 것입니다! 이를 염두하는 것은 정말 중요합니다. 만약 부모가 주도하겠다고 고집한다면, 십대 자녀는 흥미를 잃고 참여를 전혀 거부할 가능성이 있습니다. 부모는 또한 자녀가 아이 친구나 아이가 잘 아는 다른 어른들과 함께하게 싶을 수도 있습니다. 부모가 돕고 싶어할지라도, 가끔 십대 자녀는 부모보다 다른 사람들의 도움을 더 환영할 수도 있습니다.

십대 자녀가 이 책 또는 가장 관련성이 있어 보이는 부분을 읽게 하여 한번 해 볼만한 가치가 있다고 생각하는지 결정하는 것으로 시작하는 것이 좋습니다. 바로, 부모는 아이에게 무엇을 하라고 지시하기보다 아이에게 결정권을 더 많이 줍니다. 그런 다음, 아이가 어떤 목표를 먼저 세우고 싶은지, 어떤 목표가 가장 타당한지, 부모가 어떻게 도움을 주면 되는지 물어볼 수 있습니다. 이렇게 하면 십대 자녀가 주도권을 잡게 됩니다. 또한 이 책의 일부 작업을 한번 해보는 데 도움을 줄 수 있다고 생각하는 사람이 누구인지 물어보면 좋습니다. 조금이라도 지원을 제공할 수 있는 친구나 다른 어른이 있습니까?

십대 자녀는 무엇을 알아야 할까?

8장은 부모로서 자녀가 새로운 것을 시도하여 자녀의 불안한 예측을 시험하게 하기 위하여 그 예측이 무엇인지 알아내는 방법에 대해 이야기했습니다. 청소년의 경우에도 동일한 과정을 사용할 수 있지만 자녀가 부모에게 원하는 관여 정도와 자녀에게 필요한 관여 정도에 주의를 기울여야 합니다. 예를 들어, 자녀가 적절한 기회를 만들기 위해 당신의 도움이 필요합니까? 또는 부모의 관여로 인해 자녀가 실제로 새로운 것을 알아가는 것을 방해할 수 있습니까? (즉, 부모의 도움에 의존하는 것은 '안전 행동' 아닙니까?). 하지만 부모는 십대 자녀가 이제 그것을 혼자 하고 있다고 느끼기를 원하지 않습니다. 그래서 최소한, 며칠에 한 번 또는 심지어 일주일에 한 번 그들과 함께 기록 시트를 검토하고 자녀가 두려움과 걱정을 극복하기 위해 얼마나 잘 노력하고 있는지 축하해 줍니다.

독립심 장려하기

9장은 자녀가 독립적이고 '한번 해보기'를 권장하는 내용이었습니다. 십대 시절은 청소년이 의존에서 독립으로 나아가는 중요한 시기입니다. 그들은 자연스럽게 많은 면에서 독립적으로 될 것으로 기대됩니다. 예를 들면, 혼자 학교에 가는 것 등이 있습니다. 자녀가 자신의 세계를 '결정하고 있다'고 느낄수록, 그것은 더 쉬워질 것입니다. 항상 그렇듯이 부모는 자녀가 공황 상태에 빠지지 않고 통제력을 느끼도록 돕고 싶기 때문에 자녀를 끝까지 몰아붙이지 않는 것이 중요합니다. 자녀가 결정할 수 있는 일을 점진적으로 늘려가면서, 부모는 자녀에게 어떤 것을 스스로 하기를 기대하는지 분명히 합니다(예, 도시락 만들기, 책가방 싸기, 아침에 스스로 일어나기). 십대들은 독립을 위한 기회를 필요로 하지만, 여전히 새로운 기술을 배우기 위한 부모의 지원과 선택을 하기 위한 도움이 필요합니다. 이것은 '지원 요원'으로서의 새로운 역할에 적응해야 하는 부모들에게도 까다로운 균형잡기 행위가 될 수 있습니다.

칭찬과 보상

9장에서 또 다른 핵심 사항으로 칭찬과 보상에 관해 논의했습니다. 비록 보상의 개념이 매우 유치해 보일 수 있지만, 청소년에게도 여전히 강력한 동기 부여 요인이 될 수 있습니다. 보상이 성공하려면 어떤 보상을 할지 선택에 달려 있습니다. 물론 자녀가 보상을 믿으려면 십대 자녀가 두려움에 직면하기 전에 부모는 보상에 동의해야 합니다. 그러나 십대 자녀만이 무엇이 두려움에 맞서도록 동기를 부여하는 것이 알기 때문에 선택을 하는 사람은 자녀이어야 합니다. 어린 아이들과 달리, 부모와 함께 무언가를 하는 것이 일부 십대들에게는 덜 동기 부여가 될 수 있습니다. 하지만 자녀가 친구와 함께 할 수 있는 활동을 하도록 부모가 방법을 생각해 낸다면 물질적 및 금전적 보상보다 좋은 대안을 제공할 것입니다.

청소년과 단계별 계획 활용하기

10장에서는 자녀가 불안한 예측을 점진적으로 검증할 수 있도록 단계별 계획을 세우는 방법을 설명했습니다. 단계별 계획은 모든 연령의 아이들에게 유용한 도구가 될 수 있고, 실제로 어른에게도 유용할 수 있습니다. 특히 그 사람이 그들의 두려움을 시험하는 것에 대해 복잡한 감정을 가지고 있을 때는 더욱 그렇습니다. 점진적으로 이렇게 하면 자녀가 약간의 어려움에 대처할 수 있고 그로 인해 좋은 일이 생길 수 있다는 것을 알아차리게 하는 데 도움이 될 수 있습니다. 청소년의 경우, 부모는 반드시 그것을 단계별 계획이라고 부를 필요는 없습니다. 부모는 그것을 사다리 아니면 계급 또는 자녀에게 가장 이해하기 쉬운 무엇으로도 부를 수 있습니다. 하지만 그 원칙은 같습니다. 청소년 자녀는 자기를 불안하게 만드는 상황을 피하는 것을 멈추고 대신 불안한 예측을 시험하게 하는 상황을 만들어 볼 필요가 있습니다. 단계별 계획은 동기를 부여하고 자녀의 노력을 인정하는 과정에서 보상과 함께 최종 목표로 이끄는 많은 작은 목표를 포함한 명확한 행동 계획을 제공합니다.

문제-해결 기술

11장에서는 자녀가 문제를 해결하는 데 도움을 줄 수 있는 방법에 대해 이야기했습니다. 이 책에서 논의한 문제-해결 전략은 특히 청소년에게 유용할 수 있습니다. 청소년기는 자녀가 더 독립적이 되는 시기이고, 이 과정의 한 부분은 청소년이 스스로 까다로운 상황에 대처하기 시작할 수 있다는 것입니다. 11장에서 설명한 문제-해결 단계는 부모의 지원으로 바로 이것을 수행하도록 돕기 시작하는 좋은 방법입니다.

처음에는 단계를 함께 진행하면서 자녀에게 문제 해결 방법을 가르쳐야 합니다. 그러나 일단 자녀가 이러한 요령을 터득하면 더 독립적으로 문제 해결을 시작할 수 있습니다. 자녀는 가능한 해결책의 목록을 제시하고 그 해결책이 얼마나 좋은지, 얼마나 가능한지를 평가할 수 있어야 합니다. 자녀는 자기가 선호하는 해결책이 좋은 해결책인지 부모와 함께 확인하고 싶을 수 있습니다. 그리고 부모는 자녀가 선택한 해결책을 실행에 옮기는 과정을 어떻게 진행했는지 묻는 것을 기억하는 것이 중요합니다.

핵심 포인트

- 십대 자녀의 생각에 진정한 관심을 보입니다. 판단하지 않는 태도를 유지합니다.
- 십대 자녀가 그들의 두려움이나 걱정을 극복할 것인지에 대해 좋은 선택을 하도록 돕습니다.
- 2부에 설명된 단계를 따르되, 가능한 한 많이 자녀가 결정할 수 있도록 허용합니다.

제 18 장

수면 문제

밤에 일어나는 문제들은 불안한 아이 사이에서는 매우 흔합니다. 때때로 아이들은 혼자서 잠을 자기가 어렵습니다. 아이는 잠자리에 들 때 과도하게 걱정을 하기도 합니다. 때로는 잠을 못 잘 까봐 걱정을 하기도 합니다. 그러면 자녀는 잠을 잘 때 부모와 함께 있고 싶어 하고, 부모와 자고 싶어 잠자리에서 계속 나오려고 하거나 아니면 부모와 함께 잘지도 모릅니다. 또한 아이가 밤에 자주 깨어나 다시 잠드는 것을 매우 힘들어 하여 밤에 와서 부모를 찾으려 합니다. 이것은 모두 부모를 지치게 합니다. 그것은 부모가 자신을 위해서나 부부가 함께 할 시간이 거의 없어진다는 것을 의미할 수 있습니다. 그리고 그것은 부모도 최소한의 (그리고 깨어진) 수면으로 생활하고 있다는 것을 의미할 수 있습니다. 모든 부모가 어린 아기를 가지면 알수 있듯이 이것은 매우 피곤한 일일 수 있습니다. 부모가 피곤하면, 평소처럼 인내심이 있는 사람으로 되기가 매우 어렵습니다. 그리고 부모는 때때로 자신만의

자신만의 시간이 필요할 텐데 이 때 자녀가 요구가 지나치면 화가 날 수 있습니다.

어떨 때에는 부모가 이런 일에 대하여 앞으로 어떻게 될 것인지에 대해 그저 체념 할지도 모릅니다. 만약 그런 상황이 아직까지는 아무 문제도 일으키지 않는다면, 물론 괜찮을 것입니다. 예를 들어, 부모 모두가 충분한 수면을 취하고 있다면, 그것은 가족 내의 관계에 영향을 미치지 않으며, 또래 아이가 하고 있는 일(친구 집에 자러 가거나 친구와 노는 것과 같은)을 자녀에게 못하게 하지 않을 것입니다. 그러나 현재 상황이 얼마나 더 오래 수용될 수 있을지에 대해서는 신중하게 생각할 필요가 있습니다. 자녀가 8살이 되었을 때도 상황이 똑같다면 부모는 여전히 편안할까요? 10살이라도? 중학교 때가 문제가 나타난다면? 그러면 프로그램을 시작합니까? 우리가 말하고자 하는 요점은 자녀가 밤 시간에 어려움을 겪고 있다면 영구적인 변화가 생길 수 있기 때문에 이 상황을 받아들여서는 안된다는 것입니다.

수면 위생

무엇보다 먼저 자녀가 잠을 잘 수 있는 환경이 맞는지 확인해야 합니다. 다음 쪽의 간단한 체크리스트를 살펴 봅시다.

수면 체크리스트

아이의 방이 너무 덥지 않아요?	히터를 낮추세요. 창문을 조금 열어두세요. 선풍기를 틀어 주세요.
아이의 방이 너무 춥지 않아요?	히터를 올려 주세요. 담요를 덮어 주세요.
아이의 침대가 불편하지는 않아요?	매트리스/침대를 바꿔줍니다. 또는 침대 시트 밑에 매트를 넣어줄 수 있나요? 침구를 바꿔줍니다.
아이의 방이 너무 밝지 않아요?	커튼에 타올을 추가로 걸거나, 암막 블라인드를 설치합니다. 아이가 밤에 불이 켜져 있는 것을 좋아한다면, 낮은 밝기의 전구를 사용하는 야간 조명인지 확인합니다.
아이의 방이 너무 어둡지 않아요?	야간 조명을 사용합니다.
아이의 방이 너무 시끄럽지 않아요?	소음의 출처에 따라 대처법이 다릅니다. 사람들에게 조용히 해 달라고 요청할 수 있나요? 방이 조금이라도 방음 처리 가능한가요? (창문에 두꺼운 타올을 거는 방법 같은)
아이의 잠을 깨우는 방해물이 있나요(TV, 컴퓨터 같은)?	사용을 제한하거나, 방에서 치워 버리세요!

아이가 충분히 피곤한 상태인가요?	아이의 낮잠 시간을 줄이거나 못 자게 합니다. 아이를 조금 더 일찍 깨웁니다. 아이의 초저녁 일정에 야외 활동을 만듭니다(다만 너무 잠드는 시간과 가까워서는 안 됩니다. 그래서 어느 정도는 운동 이후 가라앉히는 시간이 필요합니다). 운동이나 활동이 수면의 질과 관련이 있다는 근거가 많습니다.
아이가 취침 시간에 더 '업(up)' 되어 있나요(예를 들면 컴퓨터 게임을 하거나, TV를 봐서)?	자극적인 활동은 주간 시간으로 제한합니다. 취침 때까지 이어지는 시간에 아이에게 TV나 전자기기 사용을 확실히 제한합니다.
아이가 잠들기 전에 음료수를 많이 마시나요?	잠들기 전 시간에 적게 마시게 하거나 못 마시게 합니다. 자러 가기 전에 화장실을 꼭 들리게 합니다.
아이가 카페인이 들어간 음식을 섭취하나요?	잠들기 전 시간에 카페인이 들어간 음료수/음식 (콜라, 초콜릿과 같은)을 줄이거나 먹지 못하게 합니다.
아이가 자러 가야 할 때를 모르지는 않나요?	아이가 규칙적인 취침 시간을 지키도록 합니다. 매일 밤 같은 일을 같은 순서로 하고 거의 같은 시간에 잠을 자러 가게 합니다.

밤 시간의 두려움

자녀의 수면에 도움이 되는(방해하지 않는) 환경을 만들었다면 이제 초점을 자녀에게 맞춘다. 불안한 아이들의 수면 문제의 주요 원인은 다음과 같습니다.

1. 혼자 있는 것에 대한 또는 가족과 분리되는 두려움
2. 잠 들지 못 하는 것에 대한 조절할 수 없는 걱정 또는 구체적인 걱정

　자녀의 밤 시간에 대한 두려움과 걱정에 가장 잘 접근하는 방법을 정확히 알기 위해서 부모는 2부에 설명된 단계를 살펴봐야 합니다.

1. 잠잘 때 자녀의 불안에 대한 부모의 목표와 아이의 목표를 정합니다.
2. 잠잘 때 아이가 불안해하는 예측이 무엇인지, 두려움을 극복하기 위해 아이가 알아야 할 것이 무엇인지 알아냅니다.
3. 자녀의 용감한 행동과 이러한 두려움을 극복하려는 시도를 격려하고 칭찬하고 보상합니다.
4. 자녀가 자신의 불안한 예측에 대한 새로운 정보를 수집할 수 있도록 단계별 계획을 개발하거나 간단한 실험을 해봅니다.
5. 취침 시간과 관련된 문제를 해결하기 위해 문제 해결 전략을 해봅니다.

자녀가 알아야 할 것은 무엇일까?

8장에 있는 질문을 사용하여 취침 시간에 대한 자녀의 불안한 예측이 무엇인지 알 수 있습니다(93쪽 상자 참조). 어떤 아이는 누군가 집에 침입한다든지, 집에 불이 난다든지 같은 밤에 있을 수 있는 나쁜 일이 걱정합니다. 그리고 많은 아이들에게 이런 일이 무섭게 일어난다면 자기가 깨어 있는 유일한 사람이라는 생각을 합니다. 이러한 이유로, 아이는 부모 옆에서 함께 잠을 자고 싶어하고 혼자 있거나 떨어져 있는 것을 두려워할지도 모릅니다. 다른 아이의 경우, 그들의 걱정은 잠을 잘 수 없거나 잠 들지 못하는 것과 관련이 있습니다. 아이는 피곤하면 다음날 학교에서 잘 하지 못 할 것이고 축구 경기나 스포츠 활동에서 잘 하지 못하거나, 아니면 그저 밤새 깨어 있을 수도 있을 것 같다고 예측할 것입니다. 다음 단계는 자녀가 두려움을 극복하기 위해 무엇을 배워야 하는지 파악하는 것입니다(8장 102-105쪽 참조). 혼자 자는 것을 두려워하는 아이는, 아마도 그들이 혼자 자도 실제로는 대처할 수 있고 나쁜 일이 일어날 가능성이 없다는 것을 배울 필요가 있을 것입니다. 마찬가지로, 잠 들지 못하는 것의 결과에 대해 걱정하는 아이도, 잠을 잘 못 자더라도 학교에서 꽤 잘 대처할 수 있거나, 또는 그들은 실제로는 항상 상당히 빨리 잠 들고 충분한 수면을 취한다는 것을 배우는 것이 도움이 될 수도 있습니다.

자녀가 혼자 잘 수 있도록 돕는 단계별 접근 방식

다음 단계는 자녀가 두려움을 극복하는 데 도움이 되도록 불안한 예측에 대한 새로운 정보를 수집하도록 돕는 것입니다. 밤 시간에 관한 한 우리는 자녀에게 예를 들어 아이가 혼자 있을 수 있고 대처할 수 있다는 것을 배울 수 있는 기회를 주고 싶습니다. 단계별 접근 방식을 채택함으로써 자녀는 바로 그 불안을 유발하는 상황에 곧장 놓이는 것이 아니라 대신 점차 자신이 할 수 있는 일을 준비하게 될 것입니다. 자녀와 함께 단계별 계획을 세우기 위해 10장을 다시 주의 깊게 읽어 봅니다. 혼자 자는 것에 대한 두려움과 관련되어 이런 과정의 상당히 전형적인 사례가 무함마드의 단계별 계획으로 263쪽에 나와 있습니다.

단계별 계획을 세울 때 기억해야 할 한 가지는 자녀가 스스로 특정 시간에 실제로 잠들 수 없다는 것입니다. '10분 안에 잠들기'와 같은 단계는 틀림없이 실패할 것이며 그저 아이에게 더 많은 압력을 가할 것입니다(아이가 잠들기 더 어렵게 만든다). 그러나 자녀는 혼자 방에서 편안하게 지내는 법을 배울 수 있고, 잠들기 위해 안정하는 법을 배울 수도 있습니다. 어떤 아이들은 안정하는데 다른 아이들보다 더 오래 걸리고, 침대에 누워 잠들지 못하는 것은 매우 지루해질 수 있습니다. 책을 읽거나 오디오북을 듣는 것과 같이 아이가 잠들기 위해 마음을 가라앉히게 할 수 있는 좋은 활동이 있습니까? 자녀는 또한 침실에서 혼자 있는 단계를 꺼릴 수도 있습니다.

무함마드의 단계별 계획

단계:

최종목표
1주일 간 매일 밤 자기 방에서 혼자 밤새 자기

6. 1주일 간 자기 방에서 혼자 자되 잠들 때까지 부모가 30분에 한 번씩 보러 와 주기

5. 1주일 간 자기 방에서 혼자 자되 잠들 때까지 부모가 20분에 한 번씩 보러 와 주기

4. 이틀 간 자기 방에서 혼자 자되 잠들 때까지 부모가 10분에 한 번씩 보러 와 주기

3. 자기 방에서 잠들 때까지 부모가 같이 있어 주고 잠든 뒤에는 혼자 자기

2. 자기 방에서 하룻밤 내내 친척과 함께 자기

1. 자기 방에서 하룻밤 내내 아빠와 같이 자되 아빠는 간이 침대에서 자기

예측:
아빠가 거기 있는 동안에는 아무도 집에 들어오지 않을 거야. 그치만 아빠가 밤에 화장실에 가면 그 틈에 나쁜 사람이 집에 들어와서 나를 끌고 갈 거야.

보상:

최종보상
4명의 친구들을 초대해서 하룻밤 같이 자기

영화관에 가기 **6.**

가족들끼리 놀러 나가기 **5.**

집에서 영화를 보고 조금 더 늦게 자게 허락해 주기 **4.**

아빠가 같이 보드게임 해 주기 **3.**

가장 좋아하는 메뉴로 아침 식사 준비해 주기 **2.**

엄마 아빠가 칭찬해 주기 **1.**

이러한 이유로, 자녀가 자기 방에서 잠을 자지 않으려 하면 곧바로 자녀를 다시 그 방으로 데려가서 그 환경에 다시 익숙해지게 하는 것이 좋습니다. 단계별 계획을 사용하면 자녀가 부모로부터 떨어지는 것이 아니고 반대로 부모가 자녀로부터 떨어질 수 있습니다. 따라서, 예를 들어, 아이를 점진적으로 부모 방 밖으로 내보내는 것보다 아이의 방에서 함께 시작해서 밤마다 부모 자신이 점점 멀어져 보는 것입니다(하루는 아이 방에서 잠을 자고, 그 다음 날 밤에는 부모의 잠자리를 문 가까이로 옮깁니다. 그 다음날 밤 부모는 방 밖에, 하지만, 멀지 않은 곳에 있는 방식입니다). 또는 단계 계획을 시작할 때 부모가 그렇게 가까이 있을 필요가 없다면 아이가 잠들 때까지 몇 분마다 확인하면서 혼자 자게 합니다. 자녀가 진전되면 점진적으로 방문 간격을 늘립니다.

밤 시간은 아이들이 특히 취약하다고 느끼는 시간이 될 수 있습니다. 그러나 자녀의 혼자 있는 것에 대한 두려움이 밤 시간에만 국한되지 않는다면, 아이가 낮 동안 방에서 혼자 있는 것에 익숙해지는 계획의 초기 단계를 만들어야 할 것입니다. 기억해야 할 중요한 것은 각 단계가 부모를 앞으로 나아가게 한다는 것입니다. 자녀가 진행 중인 단계를 견딜 수 있게 되면 앞으로 나아가도록 합니다. (단계별 계획에 추가로) 일회성 실험은 또한 취침 시간의 아이의 불안한 예측, 예를 들어 강도에 대한 두려움에 대한 새로운 정보를 수집하는 데 사용될 수도 있습니다. 다음 두 가지 예를 봅시다.

- 아이가 소리를 듣고 걱정을 하면, 실제로 소음이 무엇인지 알아내기 위해 아이에게 집을 확인하게 합니다.
- 자녀가 아는 사람 중 실제로 강도를 당한 사람이 몇 명이나 되는지, 강도를 당했다면 어떻게 대처했는지 조사해 봅니다.

각 단계 또는 각 실험을 기억해야 할 것은, 아이가 무언가를 하기 전에 어떤 일이 일어날 것인지 아이에게 반드시 예측하게 합니다. 그런 다음 나중에 이 내용을 검토하여 실제로 무슨 일이 일어났는지, 무엇을 배웠는지 확인합니다. 아이가 예측한대로 되었습니까? 아니면 달라졌습니까? 만약 달랐다면, 어떻게? 대신에 무슨 일이 일어났습니까?

취침 시간의 걱정

대부분의 밤에 우리 모두가 잠드는 데 약간의 시간이 걸리고 이 시간에 낮 동안 발생한 걱정들이 우리의 머리 속에 불쑥 떠오를 수 있고 이는 우리가 잠 들기 더 어렵게 만들 수 있습니다. 만약 자녀가 일반적으로 통제할 수 없는 걱정을 경험한다면, 잠잘 때 엄청나게 많은 걱정을 할 것이고 이것은 아이의 수면 능력에 영향을 미칠 수 있습니다. 이 경우 12장에서 설명한 전략을 적용할 수 있습니다. 특히 하루 중 특정 시간을 '걱정 시간'으로 설정하는 것이 유용하다는 것을 알게 될 것입니다. 자녀가 취침 시간에 걱정을 언급하는 경우, 걱정

목록에 이러한 걱정을 추가하도록 허용하고 다음 '걱정 시간'에 걱정에 대해 논의하는 것에 동의하지만, 자녀가 걱정을 언급할 때는 이에 대해 이야기 하지 않습니다. 아이가 잠자리에 들 때 긴장을 풀고 다른 것들에 집중할 수 있는 방법을 생각해 낼 수 있도록 돕습니다. 독서, 음악 또는 오디오북 듣기와 같이 다른 것에 집중하는 것은 종종 효과가 좋습니다.

부모는 잠잘 때 자녀가 하는 걱정을 다루는 데 있어 점점 더 독립적이 되도록 하는 단계별 계획을 고안할 필요가 있을 수 있습니다. 예를 들어, 자녀가 부모를 부르지 않게 하고 스스로 다른 생각을 하는 전략을 사용하여, 독자적으로 걱정을 대처하는 것에 대해 자녀에게 보상하게 하는 단계를 포함합니다. 어떤 아이들은 낮 동안에는 과도한 걱정을 하지 않지만 취침 시간과 수면에 대해 특정한 걱정을 갖습니다. 예를 들어, 어떤 아이들은 잠을 잘 수 없을 것이고, 밤새 깨어 있을 것이며, 결과적으로, 아마도 그들은 다음날 학교에서나 운동시합에서 잘 하지 못할 것이라고 걱정합니다. 이런 상황에서 아이가 특별히 피하는 것이 없을 수도 있기 때문에 단계별 계획을 세우는 것은 어려울 수 있습니다. 그럼에도 불구하고 실험은 그들의 불안한 예측에 도전하기 위해 새로운 정보를 수집하는 데 사용될 수 있습니다. 다음은 이러한 유형의 걱정에 대한 일회성 실험의 몇 가지 예입니다.

- 축구 시합 전에 늦게까지 자지 않게 해서 친구와 코치에게 자신이 어떻게 뛰었는지 물어봅니다.

- 평소보다 1시간 늦게 자게 해서 너무 피곤하면 공부를 못해서 다음날 학교에서 문제가 생기는지 확인합니다.
- 가능한 한 늦게까지 자지 않고 밤새 깨어있게 해서 실제로 가능한지 아니면 우리가 항상 결국 잠이 드는지 알아봅니다.
- 밤에 하는 학교 행사에 가게 해서 무슨 일이 일어나는지 봅니다.

자녀가 늘 잘 자는 것이 당연히 중요하기 때문에 이러한 일들 중 일부는 부모에게 힘들게 느껴질 수 있습니다. 이 책은 우리 모두가 자녀에게 '너는 잠을 자야 해 또는 너는 아침에 기분이 안 좋을 거야'와 같은 흔히 주는 종류의 메시지를 주지 않도록 요청합니다. 이러한 의견은 매우 자연스럽고 정상적이겠지만, 잠을 자지 못하는 것에 대해 매우 불안해하는 아이에게는 잠을 자지 못하는 것은 잠들기 더 어렵게 하는 수면에 대한 걱정으로 이어지는 악순환에 빠질 수 있습니다!

취침 시간에 겪는 두려움에 대한 문제-해결 사용

문제 해결(11장 참조)은 취침 전 두려움에 대한 정말 유용한 전략이 될 수 있습니다. 자녀가 취침 시간에 스스로 안정을 취할 수 있는 몇 가지 방법을 찾아야 할 수도 있고(부모 도움 없이) 부모는 아이와 함께 안정하는 방법을 문제-해결하고 무엇이 먼저 해볼 수 있는 가장 좋은 방법인지 생각해 볼 수 있습니다. 11장에서 설명했듯이, 문제 해결의 또 다른 훌륭한 용도는 자녀의 불안한 예측이나 최악의 두려움에 대한 계획을 세울 수 있게 하는 것이고, 일어날 수 있는 일에 대한 통제감을 아이에게 주는 것입니다. 따라서 자녀가 강도에 대해 걱정하고 있다면, 가능성은 낮겠지만 강도가 침입했을 때 무엇을 해야 하는지에 대해 부모는 문제-해결로 지원할 수 있습니다. 아이와 부모가 할 수 있는 모든 가능한 일을 고려하고 시도할 수 있는 최선의 방법을 결정하도록 합니다. 그래야 자녀가 이 상황에 대한 통제감을 더 많이 갖게 될 수 있습니다.

기타 수면 관련 문제

악몽

악몽은 매우 흔할 뿐만 아니라 극도로 무서울 수도 있습니다. 아이들은 밤에 잠에서 깨어 다시 악몽을 꾸게 될 까봐 다시 잠들기에는 너무 겁이 날 수 있습니다. 가능한 경우 아동을 안정시키고 자신의 침대로 돌려보내는 것이 좋습니다. 악몽은 아이가 낮 동안 듣거나 경험한 무서운 것과 관련이 있을 수 있습니다. 이 책에서 사용된 일반 원칙을 사용하여, 자녀가 원인이 되는 것처럼 보이는 두려움이나 걱정을 극복할 수 있도록 낮 동안에 자녀에게 악몽에 대해 이야기할 기회를 주는 것이 중요합니다.

야경증

일반적으로 야경증은 아이가 깊은 잠에 빠져 있는 잠이 들고난 후 첫 몇 시간 이내에 발생합니다. 아이는 갑자기 깨어난 것처럼 보이고(실제로는 잠이 들어 있지만) 겁에 질려 보입니다. 아이는 비명을 지르고 땀을 흘리며 의식 착란 상태에 있을 수 있으며 심장박동이 빨라집니다. 이런 상태는 (예, 5-20분) 다양하게 지속될 수 있습니다. 야경증은 악몽과 관련이 없으며 아침에 자녀는 보통 무슨 일이 있었는지 기억하지 못할 것입니다. 야경증은 모든 연령대에서 발생할 수 있지만 5-12세 아이에게서 가장 흔합니다. 야경증이 생기면 부모도 깜짝 놀라겠지만 위험하지 않다는 것을 염두하는 것이 중요합니다.

다음 팁은 야경증 발생을 줄이는 데 도움이 될 수 있습니다.

1. 취침 시간까지 자녀가 너무 피곤하지 않게 하며, 필요하다면 일찍 재웁니다.
2. 자녀의 수면 주기 패턴을 바꾸어, 자녀가 잠든 직후(예, 한 시간 이내)에 깨웠다가 다시 재우거나 보통 야경증이 나타나는 시간 직전에 깨웁니다.
3. 자녀가 야경증과 관련이 있을 수 있는 약물을 복용하고 있는지 담당 의사에게 확인합니다.
4. 자녀가 하루 동안 겪고 있는 스트레스를 파악하고 자녀와 함께 해결해 봅니다.

야경증 동안

1. 침착하게 대응합니다. 자녀에게 이치를 따지지 않습니다. 야경증이 지나갈 때까지 그냥 기다립니다.

2. 야경증 동안에는 아이를 깨우려고 하지 말고, 야경증이 끝 난 후에 아이를 깨우면 또 다른 야경증이 일어날 가능성을 줄이는 데 도움이 될 수 있습니다.

3. 자녀와 앉아서 야경증이 지나갈 때까지 자녀가 편안하게 느낄 수 있도록 부모가 할 수 있는 것을 합니다.

4. 아이가 그 때 이것을 편안하게 느낀다면 부드럽게 안아줍 니다.

몽유병

야경증과 마찬가지로 몽유병은 자녀가 깊은 잠에 빠져 있 을 때 발생하여 아침에는 기억하지 못할 것입니다. 그래서 야 경증과 비슷하게 대처합니다. 아이를 깨우지 말고 그냥 조용 히 다시 침대로 데려갑니다. 자녀가 몽유병 증세를 보이면 집 이 밤에 돌아다니기에 안전한지 알아봐야 합니다. 아이가 윗 층 계단에서 떨어지는 일이 없도록 계단문을 설치해야 할 수 도 있습니다. 또한 잠자리에 들기 전에 반드시 창문을 닫고 잠재적으로 위험한 물건(또는 걸려서 넘어질 수 있는 물건)을 치워둡니다.

야뇨증

6세 미만 아이의 야뇨증은 드문 일이 아닙니다. 사실, 야

뇨증은 드문 일이 아니며 8세 미만, 특히 남자 아이들 사이에
서는 반드시 '문제'로 여겨질 필요는 없다고 주장되어 왔습니
다. 자녀가 이 연령 미만인 경우에도 실질적인 조치를 취하는
것은 도움이 될 수 있습니다. 예를 들어, 잠자기 전에 마실 것
을 제한하기, 자기 전에 반드시 화장실에 다녀오게 하기, 부
모는 자다가도 자녀를 깨워 화장실에 다시 가게 하기 또한 가
능합니다. 자녀가 불안을 느낄 때 야뇨증이 증가하는 것을 알
아차린다면 자녀가 겪고 있는 낮 시간의 걱정을 극복하기 위
해 부모는 또한 이 책의 2부를 사용해야 합니다. 부모는 또한
야뇨증 자체가 불안의 원인이 되지 않도록 열심히 노력해야
합니다. 이를 위해서는 아이가 침대에 오줌을 쌌을 때 벌을
주지 않는 것이 중요합니다. 어려울 수 있지만 침착함을 유지
하고 자녀에게 좌절감을 보이지 않도록 합니다. 대신 그 상황
에 대하여 아무 일도 없던 것처럼 잠자리를 바꿔주고 소란스
럽지 않게 아이를 재빨리 다시 재웁니다. 반면에 아이가 야뇨
없이 밤새 잘 때마다 반드시 칭찬을 많이 해줍니다. 이러한
단계로 해결되지 않고 아이가 침대에 자주 오줌을 싼다면, 담
당 의사는 아이를 유뇨증(야뇨증) 클리닉으로 의뢰할 수 있습
니다.

핵심 포인트

- 자녀에게 좋은 수면 환경을 조성하기 위한 실질적인 단계를 취합니다.
- 취침 시간과 관련된 불안을 해결하려면 2부의 단계를 따르기 바랍니다.
- 구체적인 보상이 포함된 단계별 계획을 자녀와 함께 작성하거나, 새로운 정보를 수집하기 위해 일회성 실험을 이용합니다.
- 취침 시간 관련 문제를 해결하거나 자녀의 가장 큰 두려움에 대한 계획을 찾기 위해 문제 해결을 사용합니다.
- 낮 동안 밤에 나타날 걱정에 대해 의논할 시간을 냅니다.

제 19 장

다루기 어려운 행동 극복하기

두려움과 걱정은 소아-청소년을 상당히 압도하는 감정일 수 있습니다. 어떤 아이는 그에 대한 반응으로 매우 눈물을 흘리는 반면, 다른 아이는 겉으로는 분노나 성질과 같은 반응을 보일 것입니다. 두 반응 모두 불안에 직면한 아동이 자신의 감정을 통제하는 데 어려움을 겪고 있음을 반영합니다. 아이들이 이와 같이 폭발하면 부모에게는 진짜 딜레마가 될 수 있습니다. 한편으로 부모는 무엇이 아이를 이런 식으로 화나게 했는지에 대해 염려하기도 하고 다른 한편으로는 아이의 행동이 버릇없거나 반항적으로 보이기도 합니다. 이러한 행동을 관리하기 위해서는 자녀에게 이러한 반응을 일으킨 원인을 잘 이해하고 자녀가 불안을 극복하도록 도와야 합니다 (2부의 원칙 사용). 짜증은 아이가 두려움에 맞서도록 요구받을 때 가장 흔히 발생합니다(10장 '문제 해결', 151쪽 참조). 그러나 자녀는 또한 공격적인 분노가 감정을 표현하는 데 허용되는 방법은 아니라는 점을 배워야 합니다. 이 장에서는 분노가 발생할 때 적용할 수 있는 유용한 전략에 대한 개요를 제시할 것입니다. 그러나 일단 상황이 진정되면 2부로 돌아가 이러한 다루기 어려운 행동을 유발했을 수 있는 두려움이나 걱정을 식별하고 극복할 기회를 가져야 합니다.

관심과 칭찬

앞에서 긍정적인 행동을 잘 살펴보고 이에 많은 관심과 칭찬을 함으로써 어떻게 긍정적인 행동이 형성될 수 있는지에 대해 이야기했습니다. 보통 단지 부정적인 행동에는 관심을 주지 않고 다른 행동에 주의를 기울이는 것만으로도 자녀가 어떻게 행동할 지에 큰 차이를 만들 수 있습니다. 대개, '좋은' 것은 알아차리기 힘들거나 당연시하는 반면 '나쁜' 것은 눈치채지 않을 수 없기 때문에 주의를 어디에 집중하는 가를 바꾸려면 노력이 필요합니다. 자녀가 그만 했으면 하는 행동에 대해 생각해 봅시다. 이제 자녀가 대신에 무엇을 하기를 바라는지 생각해 봅시다. 부모가 기대하는 행동을 자녀에게 알려주고, 그것이 일어날 때를 세심히 살피고 부모가 그만두게 하려는 행동은 무시하면서 매번 기대하는 행동에는 칭찬과 관심을 줍니다.

행동을 무시하거나 혹시 타임아웃을 사용하는 데 보내는 시간과 균형을 맞추기 위해(아래 참조), 자녀가 좋아하는 일에 부모가 오롯이 함께 할 수 있는 시간에 반드시 자녀와의 일대일 시간을 매일 보내야 합니다. 이것은 보통 어렵다고 느낄 수 있지만 부모가 어느 정도 긍정적인 시간을 함께 보내는 것이 부모-자녀 모두에게 중요합니다. 자녀가 하고 싶은 일에 맞춰 줍니다(예를 들어, 함께 놀기, 강아지 산책하기, 만들기, 요리하기, 자녀에게 책 읽어주기, 함께 컴퓨터 게임하기 등). 부모가 함께 하는 동안 기회를 놓치지 말고 자녀에게 최대한 주의를 기울이고 칭찬하도록 합니다.

무시할 수 없는 행동을 할 때

자녀는 때때로 무시할 수 없는 방식으로 행동하기도 합니다. 이는 아이 행동의 결과로 누군가가 다칠 수 있는 경우입니다. 이러한 방식이 문제를 해결하는 데 부적절하고 도움이 되지 않는 방법이라는 것을 자녀가 필수적으로 배워야 합니다. 다음 전략은 절대로 용납할 수 없고 무시할 수 없는 행동에만 적용되며 빈번한 사용을 자제해야 합니다. 그 행동이 단순히 파괴적이지만 실제로는 누구에게도 피해를 주지 않는다면, 파괴적인 행동을 무시하고 긍정적인 대안을 찾고 칭찬하는 전략을 고수합니다. 또한 이러한 모든 전략은 가능한 한 침착하고 통제된 방식으로 수행되어야 합니다. 여기서 부모가 자녀에게 자제력을 가르치고 있기 때문에 이에 대한 좋은 모범을 자녀에게 보여줄 기회를 잡습니다.

타임아웃

타임아웃은 아이들이 관심에 반응한다는 원칙에 근거합니다. 현재 상황에서 아이를 침착하게 완전히 벗어나게 하여 관심이 전혀 없는 상황으로 아이를 옮기는 것은 강력한 학습 경험이 될 수 있습니다. 타임아웃을 통해 아이들은 (1) 특정 행동이 다른 사람으로부터 관심을 끌지 못하고, (2) 상황을 벗어나면 더 쉽게 진정될 수 있으므로 문제를 보다 효과적으로 정리할 수 있다는 것을 배울 수 있습니다. 타임아웃은 자녀를 다른 방에 두거나(또는 가게 하거나) 또는 (유아의 경우) 방의 한 쪽 구석으로 가게하고 관심을 주지 않음으로써 실행될 수 있습니다. 타임아웃을 사용하기 전에 자녀에게 타임 아웃 상황에 대해 명확히 설명해야 합니다. 타임아웃 효과가 없어지는 가장 일반적인 이유는 타임아웃이 과도하게 사용되어 (아이가 벌인 사소한 일로 타임아웃을 하게 되는 것) 무의미해지거나 심지어 게임처럼 되기 때문입니다.

어떤 행동 때문에 타임아웃을 하는지 자녀와 이야기합니다. 타임아웃을 긍정적인 방식으로 설정하는 것도 중요합니다. 우리는 보통 그것을 마음을 가라앉히는 시간이라고 부릅니다. 자녀가 매우 화를 낼 때 마음을 가라앉히는 법을(독립적으로) 배울 수 있는 기회입니다. 자녀는 또한 타임 아웃이 얼마나 오래 지속되는지 알아야 합니다. 대략적인 규칙은 자녀의 삶에서 1년마다 1분이지만, 궁극적으로 자녀는 실제로 진정될 때까지 '안정화 장소'에 있어야 합니다. 안정이 될 때 아이를 찾아 가서 안정된 것에 대해 칭찬합니다. 아이가 '안정화 장소'를 떠나고 싶어 하지 않거나 그냥 부모를 무시하고 싶어 한다면 아이가 나와서 다시 함께 할 준비가 될 때까지 그냥 놓아 줍니다.

마지막으로 타임 아웃이 끝났을 때 앙금을 남기지 않습니다. 실제로는, 반대로 하여 아이가 마음을 가라 앉힌 것을 칭찬해 줍니다. 타임아웃 성공의 열쇠는 일관성입니다. 자녀가 공격적이거나 무시할 수 없는 화를 터뜨릴 때마다 사용합니다. 아이가 마음을 가라 앉힌 것을 배우고, 바람직하지 않은 행동에 대해 관심을 주지 않으면 분노 폭발의 빈도가 줄어든다는 것을 부모는 곧 알게 될 것입니다.

부모 자신의 감정 관리하기

이 책 앞부분에서 아이가 다른 사람을 관찰하면서 무엇을 배우는지에 대해 이야기했습니다(9장, 126쪽). 화난 감정을 조절하는 것도 마찬가지입니다. 부모가 강한 감정을 조절하는 데 어려움을 겪는 사람이라면 자녀가 이것을 보았을 것이고 그것은 아이가 화가 났을 때 하는 행동에 영향을 미칠 수 있습니다. 그러므로 부모가 화가 났을 때 마음을 가라 앉히게 하는 방법이 있다는 것을 자녀에게 보여줄 수 있는 것은 정말 중요합니다. 자녀가 상황을 벗어나 스스로 마음을 가라 앉힐 수 있기를 기대하는 것과 같은 방식으로 부모도 이 일을 할 수 있어야 합니다. 이것이 부모에게 매우 어렵다면 연습하거나 노력을 들여야 할 것입니다. 부모에게 분노 관리에 특정한 문제가 있고 이로 인해 자신 또는 가족이 어려움을 겪고 있다고 생각되면 전문 의사와 상의하여 스스로 도움을 받는 것이 필요합니다.

행동 및 결과

모든 아이는 자신의 행동에는 결과가 따른다는 사실을 배워야 합니다. 공격적인 행동은 때때로 '당연한 결과'를 가져옵니다. 예를 들어, 자녀가 침실을 부수면 어질러진 침실에 살거나 그것을 치워야 합니다. 이는 자녀보다 부모에게 더 어려울 수 있지만 자녀(또는 부모)를 보호하려고 하기보다는 자녀가 자기 행동의 결과를 경험하게 합니다. 부모는 또한 권한이나 특별 활동을 못하게 할 수도 있습니다. 자녀에게 영향을 미치려면 부모는 의미 있는 활동이나 권한을 뺏어야 하며 자녀 행동의 즉각적인 결과로 보여줘야 합니다. 부모가 무엇을 뺏어야 하는지는 자녀의 나이와 관심사에 따라 달라집니다. 예를 들어 자녀의 전자 기기 허용 시간 줄이기, 오랜 기간 취침 시간 당기기가 있습니다. 다시 한 번 말하지만, 이런 작업이 아동 행동의 당연한 결과가 된다면 훨씬 더 잘 작동하고 덜 처벌적일 것입니다. 예를 들어, 아이가 어느 날 밤에 잠자리에 들기를 거부하여 평소보다 한 시간 늦게까지도 눕지 않는다면, 부모는 당연한 결과로 다음 날 밤 30분 일찍 잠자리에 들게 할 수 있습니다. 마찬가지로, 자녀가 숙제를 하는 동안 짜증을 내서 제 시간에 끝내지 못하는 경우, 다음 날 숙제를 마치기 위해 부모는 자녀의 시청 시간을 줄이는 것도 좋습니다.

최선의 전략은 항상 자녀가 긍정적인 방식으로 행동하도록 격려하는 방법을 찾는 것이라는 것을 기억하는 것이 중요합니다.(예를 들어, 자녀가 화난 감정 앞에서 자제력을 보일 때마다 칭찬이나 보상을 주기). 타임 아웃과 권한 뺏기는 드물게 사용해야 합니다.

일관성에 대한 맺음말

부모가 어떻게 반응하는지에 일관성이 있다면 자녀는 어떤 종류의 행동이 허용되는지 더 쉽게 배울 것입니다. 자녀에게 엄마, 아빠 또는 다른 보호자가 있는 경우 모두 함께 자녀에게 문제를 일으키는 행동 목록과 자녀를 어떻게 관리할 것인지를 작성합니다. 두 사람이 같은 방식으로 반응한다면 자녀는 불안에 직면했을 때 가장 효과적으로 행동하는 방법을 배우게 될 것입니다.

핵심 포인트

- 항상 자녀의 긍정적인 행동에 관심을 기울입니다. 이를 칭찬하고 보상해줍니다.
- 부모가 자신의 화난 감정을 통제하는 방법에 대해 자녀에게 모범을 보입니다
- 공격적인 행동이나 분노 표출에 대해서만 타임 아웃을 제한하여 사용합니다.
- 당연한 결과를 사용하여 다양한 어려운 행동을 해결합니다.
- 자녀의 행동에 일관성 있게 대응합니다.

제 **20** 장

학교 출석의 어려움

불안으로 어려움을 겪는 아이들은 흔히 학교에 가는 것에 대해 예민하게 느낄 수 있으며 그것은 때때로 학교에 가는 것에 대한 문제로 이어질 수 있습니다.

왜 아이들은 학교에 가는 것을 힘들어 할까?

아이들이 학교에서 일어나는 일을 잠재적으로 위협적인 것으로 본다면 이러한 상황을 피하려고 하는 것은 당연합니다. 특히 불안해하는 아이의 경우 학교에 가는 것과 관련된 다양한 문제가 있습니다. 예를 들어, 아이들은 주 양육자와 떨어져 있어야 하고, 수업 시간에 질문에 답해야 하고, 시험을 보아야 하고, 소그룹 활동을 해야 하고, 노는 시간에 다른 아이들과 어울려야 하고, 다른 아이가 자신에게 하는 말에 응대해야 합니다. 어떤 아이는 괴롭힘을 당하고 있기 때문에 학교에 가는 것을 불안해하는데, 이것은 나중에 어떻게 해결해야 하는지에 대해 이야기할 것입니다.

아이가 학교에 가기를 거부하면 어떻게 해야 하는가?

자녀가 학교 가기를 거부하거나 학교에 가기 전에 매우 불안해하거나 예민해하는 경우, 가장 먼저 해야 할 일은 학교에서 자녀를 예민하게 만드는 요인이 무엇인지 알아보려고 노력하는 것입니다. 부모가 다른 두려움과 걱정과 관련하여 연습한 것처럼 첫 번째 단계는 자녀의 불안한 예측을 잘 이해하기 위해 간단한 질문을 하는 것입니다(8장, 93쪽). 예를 들면, "학교에 가는 것에 대해 무엇이 걱정이 되니?", "학교에 가면 어떤 일이 일어날 것 같아?" 또는 "학교에 가면 일어날 수 있는 최악의 상황은 무엇이야?" 등이 있습니다. 자녀는 자신이 걱정하는 이유에 대해 부모에게 말하기를 꺼릴 수 있습니다. 아이들은 보통 부모가 문제를 해결하기 위해 학교에 들이닥치면 자기가 더 많은 관심의 중심에 있게 만들고 다른 사람들이 자신을 '고자질쟁이'라고 생각하게 만들까봐 걱정합니다. 자녀에게 먼저 이야기하지 않고는 어떤 조치도 취하지 않겠다는 언질을 주면서 끈기를 갖고 다양한 방법으로 두려움과 걱정에 대해 물어보는 것이 아마도 필요할 것입니다.

자녀가 학교에 가는 것에 대해 걱정하는 것이 무엇인지 설명할 수 없다면 부모는 자녀의 선생님이나 자녀를 잘 아는 다른 사람과 이야기해야 할 것입니다. 부모가 이렇게 하는 것을 아이에게 공개하지만, 예를 들어 괴롭히는 사람이 아이를 더 많이 표적으로 삼게 만드는 것과 같이 이 일이 불안을 더 크게 만들지 않도록 가능한 한 신중하게 이것을 하고 있음을 알리는 것이 중요합니다. 일단 부모는 자녀가 학교에서 무슨 일이 일어나기를 예측하는지를 확인한 후에는 자녀와 논의하여 실행 계획을 세워야 합니다. 부모 둘다 해결해야 할 필요가 있다고 느끼는 특정 문제를 자녀가 인정했다면 문제를 해결하고 평가하는 방법을 만들기 위해 11장에 요약된 전략을 사용합니다. 아프거나 매우 불안해서 학교를 결석한 아이에게 매우 흔한 불안은 또래들이 결석에 대해 자기를 부정적으로 평가하고 자꾸 물어보거나 '게으름뱅이'라고 부를까봐 입니다. 부모는 자녀와 함께 문제 해결을 사용하여 이 어려운 상황을 어떻게 처리할 수 있는지 알아낼 수 있습니다. 앞에서 말했듯이, 자녀에게 계획이 있으면 상황이 발생했을 때 더 잘 통제 할 수 있을 것 같고 덜 불안해할 것입니다.

다음은 12세인 클로이가 단계별 계획을 시작하기 전에 엄마와 함께 한 몇 가지 문제-해결입니다(283쪽).

문제가 무엇인가?	나는 무엇을 할 수 있는가?	내가 이것을 한다면 무슨 일이 일어나는가?	점수 평가 (0~10)	
			이것은 얼마나 좋은가?	이것은 해보기 얼마나 쉬운가?
애들이 내가 어디에 다녀왔는지를 물어보려 하고, 나를 게으름뱅이라고 이야기한다.	아이들에게 자기 일이나 신경 쓰라고 말한다.	아이들은 내가 무례하다고 생각하고 나를 더 귀찮게 할 것이다 아니면 그들은 들은지도 모른다.	5	3
	솔직하게 내가 왜 결석했는지 아이들에게 말한다.	아이들이 나를 놀리고 나를 이해해주지 않을 기뻐 무섭다.	4	3
	애들에게 짧은 대답만 하고 주제를 바꾼다. "나 몸 상태가 좀 안좋았어, 그치만 지금은 괜찮아."	애들이 내가 적당한 대답을 해 주었으니 이 이름 받아들일 거고, 잘 풀린다면 이 주제에 금방 질리고 다른 이야기로 넘어갈 거다.	8	7
	할머니가 아프셨다고 이야기한다.	아이들은 내 말을 믿지 않거나 왜 그렇게 많은 시간을 보냈는지 물을 수도 있다. 나를 믿고 그냥 내버려둬 기능성도 있다.	6	8

부모는 자녀가 학교에서 나쁜 일이 일어나거나 대처할 수 없을 것으로 예상하지만 이러한 예측은 현실적으로 일어날 가능성이 낮다는 것을 발견했다면, 자녀가 불안을 극복하기 위해 배워야 할 것이 무엇인지 파악하려고 노력하며(8장, 102쪽), 레일라와 엄마가 했던 것처럼 아이의 불안한 예측에 대한 새로운 정보를 수집하기 위해 함께 단계별 계획을 만들어 봅니다(10장 137쪽). 자녀가 각 단계에서 일어날 것이라고 생각하는 것에 대해 예측하도록 반드시 요청하고 완료되면 검토합니다. 실제로 무슨 일이 일어났습니까? 그들의 예측과 같았습니까? 아니면 달랐는가? 아이는 무엇을 배웠습니까?

자녀가 학교의 모든 상황에 대해 불안해하고 무엇을 먼저 해야 할지 모르는 경우가 있을 수 있습니다. 이러한 상황에서는 먼저 자녀를 일관되게 학교에 보내는 데 중점을 둔 단계별 계획을 세우는 것이 좋습니다. 자녀가 학교에 전혀 다니지 않는 경우, 학교에서 가장 쉬운 시간에 출석시키는 것부터 시작하여 점진적으로 늘려갑니다. 예를 들어, 어떤 아이는 교사나 학급의 다른 학생 때문에 특정 수업을 두려워하는 반면, 다른 아이는 놀거나 어울릴 친구가 없는 것과 관련되어 놀이/휴식 시간이나 점심 시간을 더 힘들게 생각할 수 있습니다. 학교로 돌아가기 위한 클로이의 단계별 계획은 다음과 같습니다.

클로이의 단계별 계획

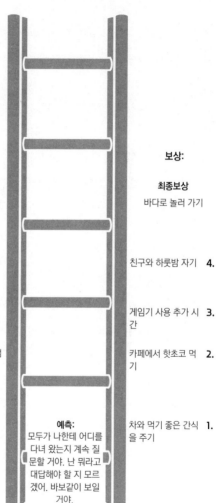

단계:

최종목표
1주간 매일 출석한다.

4. 오후 쉬는 시간까지 모든 수업에 출석한다.

3. 점심 시간까지 모든 수업에 출석한다.

2. 월, 수 금요일에만 점심시간까지 수업에 출석한다.

1. 하루만 아침 수업에 출석한다.

예측:
모두가 나한테 어디를 다녀 왔는지 계속 질문할 거야. 난 뭐라고 대답해야 할 지 모르겠어. 바보같이 보일 거야.

보상:

최종보상
바다로 놀러 가기

친구와 하룻밤 자기 4.

게임기 사용 추가 시간 3.

카페에서 핫초코 먹기 2.

차와 먹기 좋은 간식을 주기 1.

자녀에게 동기를 부여하는 방법

학교에 다니는 데 어려움을 겪는 자녀를 둔 부모의 가장 큰 어려움 중 하나는 자녀에게 '한번 가보자' 하는 동기를 어떻게 부여하는 가입니다. 많은 아이들에게 걱정이나 불안한 예측에 대한 확실한 해결책은 단순히 학교에 안 가는 것이며 아이는 위에서 설명한 것과 같은 단계적 계획을 좀처럼 실행하고 싶어하지 않을 것입니다. 하지만 9장, 119쪽에 설명된 대로 보상을 사용하면 사실은 잘 진행할 수 있습니다. 자녀가 해당 단계를 완료할 때마다 자녀에게 줄 수 있는 각 단계에 대한 보상을 주는 것이 좋습니다. 어떤 보상이 아이에게 동기를 부여할지 뿐만 아니라 어떤 보상을 한 번 이상 제공할 수 있는지에 대해 신중하게 생각합니다.

부모는 또한 자녀에게 학교는 가야 하며 도움이 되는 측면이 있을 것이라는 명확하고 긍정적인 메시지를 주어야 합니다. 예를 들어, 학업, 친구 만나기, 스포츠 또는 음악 활동 등이 있습니다. 때로는 이러한 메시지를 주는 것이 어려울 수 있습니다. 부모는 자녀가 학교에서 어떻게 대처할지 걱정할 수도 있지만 학교가 자녀의 불안, 친구 관계 또는 학습 지도를 어떻게 처리했는지에 불만을 가질 수도 있습니다. 부모가 학교와 함께 이러한 우려를 해결하고, 계획을 세워서 자녀에게 필요한 것이 충족되고 있다는 확신을 가질 수 있는 것이 중요합니다. 그렇게 하면 부모는 아이가 걱정하는 것을 이해하고 있다는 분명한 메시지를 자녀에게 주면서 점차 두려움을 극복할 수 있도록 지원하기 위한 조치는 취해지고 있는 것입니다.

어떤 아이는 학교에 다니는 것을 회피할 뿐만 아니라 집에 있는 것을 아주 좋아할 수도 있습니다! 그런 아이는 TV를 보거나 컴퓨터 게임을 하거나 다른 재미있는 것을 하며 시간을 보냅니다. 이러면 학교에 더 마음을 두지 못하게 되고 학교에 대한 두려움을 극복할 동기를 잃게 만들 것입니다. 이 상황을 해결하려면 작업과 감독이 필요합니다. 가장 중요한 것은 학교 시간 동안 집에서 일어나는 일에 대해 어느 정도 제한을 설정하는 것입니다. 예를 들어, 학교 공부(과외 선생에게 요청할 수 있음), TV에서 교육 프로그램 시청, 도서관 가기 또는 컴퓨터로 교육자료 조사하기 등을 포함한 교육 활동으로 자녀를 제한하는 것이 합리적입니다. 기타 컴퓨터 및 게임 시간은 학교 시간표 중 '쉬는 시간'으로만 확실히 제한해야 합니다.

자녀의 학교에서 지원 받기

자녀가 학교를 가지 않으면 부모는 이런 점을 학교에서 좋게 보지 않을까 걱정이 되실 수도 있습니다. 요즘 분위기에서는 자녀가 학교에 가지 않는 문제로 부모가 법적 문제가 되는 것에 대한 언론의 관심이 너무 커서 부모는 피해를 입고 있다고 느끼며 마치 자신과 학교가 대적하고 있는 것처럼 여겨질 수 있습니다. 학교가 결석하는 아이들에 대해 걱정하는 것은 확실하여 때로는 아이의 출석을 모니터링하고 장려할 책임이 있는 장학사 선생님을 참여시켜야 할 수도 있습니다. 그러나 학교는 아이가 등교에 대한 불안 때문에 때때로 결석한다는 것을 알고 있습니다. 부모가 자녀를 학교에 다시 데려가려고 노력하고 있다는 것을 학교가 볼 수 있다면 일반적으로 이해하고 도움을 줍니다. 그리고 학교는 자녀가 풀타임으로 학교에 복귀할 수 있도록 함께 노력하는 부모의 노력에 감사할 것입니다.

학교와 교육청은 아이가 학교로 돌아가기 위해 단계별 접근을 해야 한다는 원칙에 매우 익숙합니다. 물론 이는 처음부터 학교와 협상해야 하므로 부모는 교사, 학년 주임, 교장 및 등교에 대한 모니터링과 지원에 관련된 모든 사람과의 만남을 잡아야 합니다. 이 회의에서 학교와 가능한 단계별 계획을 실행하는 것에 대해 논의합니다. 자녀가 현재 학교에 다니고 있지 않다면 자녀가 학교에서 보내는 시간을 점차 늘리는 것이 포함될 수 있습니다. 실제로 학교 안에서 스트레스에서 벗어날 수 있도록 자녀가 진정할 수 있는 곳이 있는지, 학교에서 조금 더 안전하다고 느낄 수 있는 곳이 있는지 파악하는 것이 유용합니다. 학교 상담실(Wee 클래스)이 적합한 장소 일 수 있습니다. 학교에 그런 곳이 없다면 다른 어떤 곳이 좋을지 교사와 상의합니다. 학년 주임 선생님 방이나 교무실이 좋을 수도 있습니다. 자녀가 불안을 느끼면 갈 수 있는 사람을 지정하는 것도 중요합니다.

또한 예를 들어, 자녀가 수업 중에 압도되어 교사나 학급 앞에서 자신의 우려를 표현할 수 없을 것 같이 느낀다면 이 장소나 사람에 접근하는 방법을 협상할 필요가 있습니다. 학교는 때때로 아이가 교사에게 직접 말할 필요 없도록 교사에게 제시할 수 있는 상담실 방문 카드를 아이에게 주어 아이가 매우 불안해 할 때 진정할 수 있는 시간을 허락하게 할 수 있다. 궁극적으로 회피는 장려하지 않지만 자녀가 전혀 출석하지 않는 것보다 때때로 교실을 떠나더라도 수업에 참여한다는 의미에서 이러한 전략은 유용한 출발점이 될 수 있습니다. 일단 수업에 익숙해지면 카드를 사용하지 말고 계속 교실에 있도록 격려하는 것이 중요합니다.

다른 좋은 시스템은 짝궁을 이용하는 것인데, 이를 통해 학교는 자녀가 필요할 때 지원을 받을 수 있는 다른 학생을 정하거나 매일 만나서 어떻게 지내고 있는지 논의할 수 있습니다. 이 모든 것의 핵심 메시지는 단계별 계획에 명시된 기간 동안 자녀가 학교에 편안하게 지낼 수 있도록 가능한 한 많은 시스템을 마련하여 자녀의 출석률을 점진적으로 높이는 것이 목표여야 한다는 것입니다. 학교와 팀으로 협력한다면 이를 가장 성공적으로 달성할 수 있습니다.

자녀 학교와 팀으로 일하기

1. 자녀가 지속적으로 결석하는 날이 있음을 알게 되는 즉시, 교사나 학년 주임 선생님에게 이야기할 자리를 만듭니다.
2. 자녀가 학교에 가는 것을 왜 불안해하는지에 대한 부모 생

각을 설명하고 교사의 의견도 구합니다.

3. 따돌림과 같이 자녀가 부모에게 이야기한 학교에서의 모든 문제를 제기하여 학교에서도 이러한 문제를 처리할 수 있도록 합니다.

4. 자녀 및 학교와 협력하여 자녀가 학교로 돌아갈 수 있도록 단계별 계획을 세웁니다.

5. 자녀가 갈 수 있는 가능한 안전한 장소나 교사 또는 짝꿍이 있는지 이야기합니다.

6. 자녀의 교사와 정기적으로 만나 진행 상황을 검토하고 단계별 계획의 문제를 해결합니다.

7. 학교가 지금까지 상황을 잘 처리하지 못했다고 생각되더라도 자녀의 학교에 대해 긍정적으로 생각합니다. 아이가 들리는 곳에서 아이 학교에 대해 불평한다면 학교로 돌아갈 가능성은 더욱 낮아집니다.

8. 불안에도 불구하고 학교에 가야 한다는 점을 자녀에게 분명히 해야 합니다. 이것은 상황을 피하는 것이 선택 사항이 아니라는 메시지를 줄 뿐만 아니라 부모가 자녀를 학교로 돌려보내는 것에 대해 진지하게 생각하고 있음을 학교에 보여줍니다.

아이를 다른 학교로 전학시켜야 할까요?

흔히 학교에 다니지 않는 아이와 함께 병원에 오는 부모는 학교를 바꾸는 것이 좋은 생각인지 물어봅니다. 자녀는 학교를 옮기면 모든 문제가 해결될 것이라고 느끼기 때문에 종종 학교를 옮기고 싶어합니다. 아이들은 흔히 새로운 학교에서 불안감을 느끼지 않을 것이며 새로운 친구를 많이 사귈 것이라고 생각합니다. 유감스럽지만, 학교를 바꾸는 것이 항상 마법의 답은 아니며 때때로 같은 문제가 발생합니다. 앞에서 말했듯이, 매우 불안해 하는 아이는 학교에 가면 부모나 다른 보호자와 떨어져 있어야 하고, 수업 시간에 질문에 답해야 하고, 시험을 보고, 소그룹으로 공부하고, 노는 시간에 다른 아이들과 어울리거나, 다른 아이들이 자기에게 말하는 것에 대처해야 하기 때문에 학교에 다니는 것을 힘들어 합니다. 자녀는 여전히 새 학교에서 이 모든 것을 해야 할 것입니다.

반면에, 학교에 대한 자녀의 두려움과 걱정이 학습 요구 사항이 충족되지 않는 것, 어떤 아이가 자녀를 괴롭히는 것, 친구가 많지 않거나 '맞지 않다'라고 느끼는 것과 관련되어 있다면, 아니면 학교가 너무 요란스럽고 분주하며 커서 또는 학교 기풍이 맞지 않아서 라면 부모는 학교를 옮기는 것이 최선이라고 생각할 수 있습니다. 어떤 부모는 그냥 이 학교는 자녀의 성격이나 욕구에 잘 맞지 않는다고 생각합니다. 이러한 상황에서는 전학이 도움이 될 수 있는데, 전학과 관련된 모든 사람에 의해 확실히 효과적으로 전학이 진행되도록 하려면 전학 갈 학교를 신중하게 조사하고 자녀의 현재 학교 및 전학 갈 학교 모두와 공개적으로 소통하는 것이 중요합니다. 전학을 가면 아이는 새로운 선생님, 새로운 친구 및 새로운 학교

구조에 익숙해져야 하기 때문에 이는 어떤 아이에게도 매우 심란한 일이고, 이는 초기에 부가적인 불안을 유발할 수 있습니다. 부모가 자녀를 새 학교로 옮기는 것을 고려하고 있다면 이에 대해 매우 신중하게 생각하고 좋은 조언을 해줄 수도 있는 친구 또는 가족뿐만 아니라 선생님과 이야기합니다. 홈 스쿨링에 대한 고려도 마찬가지입니다. 자녀를 아는 사람, 그리고 홈 스쿨링에 경험이 있는 사람과 상의합니다. 홈 스쿨링은 자녀가 불안을 극복할 수 있게 해 줄까요?, 아니면 아이가 불안을 해결하는 것을 회피하게 만들까요? 홈 스쿨링은 아이의 욕구를 충족시킬까요? 예를 들어, 부모는 자녀가 또래와 계속 어울리고 학교 생활의 중요한 부분인 스포츠, 음악 및 기타 과외 활동에 참여할 수 있는 방법을 찾을 수 있을까요? 아니면 이러한 기회를 마련하기 어려울까요?

괴롭힘은 어떻게 할까?

괴롭힘은 해결되어야 할 문제입니다. 괴롭힘에는 욕설, 기타 불쾌한 발언 또는 밀거나 때리거나 싸우는 것과 같은 신체적 공격이 포함될 수 있습니다. 모든 학교에는 괴롭힘 방지 정책이 있어야 합니다. 이것은 일반적으로 학교 웹 사이트에서 찾을 수 있으며 기본적인 학교 내 괴롭힘 사건을 어떻게 관리할 것인지에 대한 기본적인 지침입니다. 자녀가 괴롭힘을 당하고 있다면 그것이 학교 정책에 따라 다루어 질 수 있도록 부모가 학교에 이야기하는 것이 중요합니다. 자녀가 괴롭힘의 결과로 일어나는 일에 대해 어느 정도 통제할 수 있다고 느끼는 것이 중요합니다. 자녀는 괴롭힘 사건이 어떻게 처리되는지에 대한 공개 토론에 포함되어야 하며 이 문제를 해결하기 위해서 조치가 취해지도록 아이가 가진 우려 사항을 이야기 할 수 있게 해야 합니다.

첫 번째 단계는 학교가 책임을 질 수 있는 위치에서 자녀에게 최선의 이익을 보장할 수 있는 것입니다. 괴롭힘은 용납할 수 없으며 확실한 조치가 취해질 것이라는 명확한 메시지가 자녀에게 전해져야 합니다. 또한 자녀는 향후 괴롭힘 사건에 어떻게 대응해야 하는지에 대한 명확한 계획을 세우는 것이 도움이 될 것입니다. 11장에 설명된 문제 해결 전략을 사용하여 자녀가 괴롭힘 상황에 대응하는 다양한 방법을 알아내고 어느 것이 아이에게 가장 효과적인 방법인지 평가하게 합니다.

핵심 포인트

- 자녀의 불안한 예측이 무엇인지 알아내기 위해 질문을 사용합니다.
- 자녀의 학교와 한 팀으로 작업합니다.
- 자녀가 학교로 돌아가게 할 수 있는 단계별 계획을 세웁니다.
- 자녀의 학교에서 괴롭힘 문제를 해결하는지 확인합니다.
- 문제 상황에 대한 해결책을 찾기 위해 자녀와 작업합니다.

아이들이 두려움과 걱정을
극복하도록 돕기-교사를 위한 지침서

불안으로 어려움을 겪고 있는 아이의 선생님을 위해 이 지침서를 만들었습니다. 지침서는 학교에서 동일한 전략을 사용할 수 있도록 부모가 집에서 사용하는 기술에 대한 유용한 요약본입니다. 선생님은 이미 몇 가지 아이디어에 대해 잘 알고 있겠지만, 이 책에서 설명한 전략에 대해 더 많은 정보를 알고 싶다면 책의 앞부분을 읽어 보면 됩니다.

불안한 아이의 흔한 두려움과 걱정은 무엇인가?

어른이나 아이 할 것 없이 누구나 한번쯤은 걱정과 두려움, 불안을 경험합니다. 그러나 어떤 아이는 이러한 두려움과 걱정이 지나칩니다. 그러면 등교 및 학교 활동의 참여 등 일상생활에 지장을 줍니다. 두려움과 걱정은 나쁜 일이 일어날 것이라는 예측, 이에 대한 신체적 반응(예, 안절부절, 빈 호흡 또는 빈맥), 그리고 두려워 하는 것을 멀리하려고 하거나 직면해야 할 때 안전을 추구하려고 하는 것들을 수반합니다(예, 무서운 낯선 사회적 상황에서 눈맞춤 피하기).

불안 문제는 사실 소아에서 가장 흔한 문제입니다. 아이는 종종 이러한 문제에서 벗어나지 못하고 청소년기나 성인기에 우울증과 같은 다른 질환의 위험 요인이 될 수 있습니다. 따라서 불안 문제를 겪고 있는 아이는 어려움을 극복할 수 있도록 반드시 지원되어야 합니다.

학교에서의 두려움과 걱정

불안 장애가 있는 아이는 종종 학교의 다양한 측면에 대해 불안을 느낍니다. 여기에는 여러 가지 이유가 있습니다. 어떤 아이는 또래와 어울리거나, 선생님에게 말하거나, 수업에 참여하는 것과 같은 사회적 상황을 무서워 합니다. 다른 아이는 부모나 보호자와의 분리를 걱정합니다. 다른 아이들의 경우, 그 걱정이나 불안한 예측이 더 광범위해서 야단맞는 것, 공부나 스포츠를 잘하지 못하는 것, 친구와 사이가 틀어지는 것과 같이 수 많은 것을 포함할 수 있습니다. 간단히 말하면 학교는 많은 아이들에게 무서운 곳이 될 수 있습니다. 때때로 학교에서 이에 대한 직접적인 영향을 볼 수 있습니다. 예를 들어, 아이들은 위축되거나 울기도 하고 폭발적인 행동을 보일 수도 있습니다. 그러나 때때로 아이는 수업 시간 동안에는 어떻게 해서든 '잘 지내다가' 집에 오면 정서적 여파가 나타납니다. 이것은 때때로 교사에게 까다로운 상황으로 이어질 수 있는데, 부모는 아이가 학교에 대해 매우 불안해하다고 보고할 수 있습니다. 하지만, 교사는 그런 사실을 보지 못할 수 있으며, 이로 인해 문제가 모두 가정에 있다고 생각하게 될 수 있습니다. 이러한 상황에서 학교와 학부모는 자녀가 어려움을 극복하도록 함께 노력한다면 정말 도움이 됩니다.

학교에서 무엇을 할 수 있는가?

집에서 전략을 실행하는 부모나 보호자와 함께 아이들이 불안 장애를 극복하도록 돕기 위해 학교에서 할 수 있는 다양한 일이 있습니다. 아래 내용은 저자가 함께 작업한 교사나 다른 교직원이 아이가 불안을 극복하는 데 도움이 되도록 아이와 함께 사용할 수 있다고 찾아낸 전략을 설명합니다.

학교에서 두려움과 걱정 극복하기

이 책의 위에서 아이가 불안해질 때(눈맞춤을 피하는 것 같은) 무서워하는 것으로부터 멀리 있으려 하거나(회피) 안전하다고 느끼게 할 수 있는 일을 하려고 하는(안전 행동) 경향에 대해 이야기했습니다. 문제는 불안한 아이가 불안하게 만드는 것을 피해 버리면 그 상황에 대한 새로운 정보를 수집할 기회를 얻지 못하게 되고, 그러면 아이는 자기의 불안한 예측이 실제로 일어날 것인지, 아닌지, 자신이 사실은 대처할 수 있는지를 알아내지 못합니다. 예를 들면 다음과 같습니다.

제인은 수업 시간 중 질문에 답변을 하면 자신이 틀릴 것이고 급우들은 자기가 멍청하다고 여길 것이라고 생각합니다. 그래서 선생님이 제인에게 질문을 하면, 제인은 책상을 내려다보고 대답하지 않습니다. 이렇게 함으로써 자신이 정답을 맞힐 수 있는지도 알 수 없고 그렇지 못하더라도 급우들이 관심을 가질지 조차 알지 못했습니다.

아이가 불안을 극복하도록 돕기 위해 아이는 다음과 같은 사실을 발견할 수 있도록 불안한 예측에 대한 새로운 정보를 수집하도록 지원되어야 합니다. 그러면 아이는 다음과 같은 사실을 발견할 수 있습니다.

1. 아이가 두려워하는 일이 생기지 않을 수도 있습니다.
2. 일이 잘 풀리지 않더라도 아이는 그것에 대해 대처하거나 조치를 취할 수 있습니다.
3. 두려움에 직면함으로써 두려움을 극복하는 데 도움이 되는 새로운 것을 알 수 있습니다.

점진적으로 두려움에 직면하기

아이가 불안해할 때 주변 사람들은 보통 아이가 괴로워하지 않도록 열심히 노력하게 된다. 예를 들면,

선생님이 제인에게 질문을 할 때마다 제인은 얼굴이 빨개지고 시선을 피하며 책상만 응시했다. 이런 상황은 제인에게 더 많은 관심을 끄는 것처럼 보였고, 선생님은 이것이 도움이 되지 않는다는 것을 알 수 있었다. 점차 선생님은 제인이 손을 들기 시작할 것이라는 희망으로 점차 제인에게 질문하는 것을 그만두었다.

제인의 선생님 반응은 완전히 이해할 수 있었고 실제로 제인의 불안을 꽤 잘 이해하고 있음을 보여 주었지만 그것은 또한 제인이 두려움을 직면하고 이러한 새로운 경험으로부터 배우는 것을 못하게 했습니다. 교사는 아이가 두려움을 극복할 수 있도록 점진적으로 두려움에 직면할 수 있는 기회를 제공할 수 있는 좋은 위치에 있습니다. 다음은 제인의 선생님이 한 일의 사례입니다.

제인의 선생님은 쉬는 시간에 제인과 함께 앉아서 선생님은 제인이 질문에 대답하기가 어렵다는 것을 안다고 알려주었습니다. 선생님은 제인에게 그렇게 어렵게 만든 이유가 무엇인지 물었습니다. 제인은 선생님에게 자신의 답이 틀릴까 봐 걱정된다고 말했습니다. 제인의 선생님은 제인이 정말 틀릴지, 만약 틀렸을 때 어떤 일이 일어날지 알아보도록 제안했습니다. 매일 쉬는 시간에 선생님은 제인에게 수업 내용 중 한 가지 질문을 했고 함께 제인이 몇 개를 맞혔는지 확인했습니다. 일주일 동안 이 작업을 수행한 후 제인과 선생님은 항상 답을 맞힌 것은 아니지만 학급의 다른 아이들보다 더 많이 틀리지는 않았다는 것을 알게 되었습니다. 선생님은 제인을 축하해 주었고, 제인과 선생님은 쉬는 시간에 질문에 대답하는 것을 너무 잘했기 때문에 이제 소그룹에서 질문에 대답하기 시작할 때라고 결정했습니다. 선생님은 제인이 소그룹에서 학습할 때 매일 제인에게 그 학습에 대한 질문을 하기로 동의했습니다. 제인은 자신만 주목 받을까봐 걱정이 되어서 선생님은 그룹의 다른 아이들에게도 질문을 하기로 했습니다. 점차적으로 제인과 선생님은 개별적으로 질문에 답하는 것에서 소그룹으로, 전체 학급으로, 마침내 학급 앞에서 교사에게 직접 질문하는 것으로 발전했습니다.

실생활의 문제나 위협을 해결하기 위한 문제 해결의 사용

아이의 불안한 예측이 항상 현실적인 것은 아니지만 때로는 아이가 직면하고 있는 실제 문제를 반영할 수 있습니다. 예를 들어, 다른 아이가 간혹 고약하게도 같이 놀고 싶지 않다고 해서 함께 놀자고 하면 거절할까 봐 걱정하는 아이인 경우입니다. 이것은 다른 접근 방식이 필요할 것입니다. 괴롭힘의 경우라면 공식적인 학교 절차를 사용하여 분명히 처리해야 하지만 이러한 유형의 상황에 대한 문제 해결에서도 선생님은 아이를 지원할 수 있습니다. 친구가 자기와 놀고 싶지 않다고 아이가 말하면 어떻게 해야 할까요?

또 다른 예는 시험을 잘 못 보는 것에 대해 걱정하고 실제로 학업적으로 어려움을 겪는 아이인 경우입니다. 선생님은 학교에서 선생님이 할 수 있는 일과 아이가 집에서 할 수 있는 일에 대해 아이와 함께 생각하면서 이러한 '현실 생활' 문제에 대한 문제 해결 솔루션안에서 아이를 지원할 수 있습니다.

아이가 학교에서 불안을 극복하도록 돕는 팁

아이가 불안한 예측에 대한 새로운 정보를 수집하고 점진적으로 두려움에 직면하도록 돕는 데 다음 팁이 유용할 수 있습니다.

1. 목표를 설정하는데 가능한 한 많이 아이와 협력하여 선생님이 달성하고자 하는 것이 무엇인지 선생님과 아이가 모두 알 수 있도록 합니다.
2. 불안한 예측에 도전하기 위해 아이가 알아야 할 것이 무엇인지 생각해 봅니다.
3. 아이와 함께 두려움을 시험하고 새로운 지식을 얻기 위한 계획을 개발합니다. 아이의 불안한 예측을 테스트하기 위해 점진적으로 새로운 것을 시도하는 단계별 계획을 세웁니다.
4. 아이가 그 단계를 힘들어 한다면 그것은 그 단계가 단지 너무 어려운 것이기 때문에, 이러한 경우에는 더 작은 단계로 나눕니다.
5. 선생님과 부모가 함께 작업할 수 있도록 사용하고 있는 전략에 대해 부모에게 공개적이고 명확하게 말합니다. 집이나 학교에서 유사한 접근 방식이 취해 진다면 변화는 더

빨리 일어날 것입니다. 진행 상황을 정기적으로 검토하기 위해 부모를 만납니다.

6. 아이에게 동기를 부여하고 보상하는 방법을 찾습니다. 두려움에 직면하는 것은 힘든 일입니다!

7. 아이를 긍정적으로 바라보고 칭찬합니다. 한번 해보기만 으로도 성취입니다!

8. 차질에 대비합니다. 차질은 항상 일어납니다. 그래도 다음 날이나 다음 주에 다시 시도합니다.

일반적인 우려

불안해하는 아이를 칭찬해 주면 오히려 더 관심을 끌지 않을까요?

그것은 주느냐의 문제가 아니라 어떻게 주느냐의 문제입니다. 아이가 어떻게 칭찬을 받고 싶은지 또는 어떻게 보상을 받고 싶은지에 대해 아이와 협상합니다. 그것은 아주 미묘하게 이루어질 수도 있고 선생님은 따로 아이를 만날 때나 부모와 함께 만날 때 칭찬할 수 있습니다. 마찬가지로, 아이가 불편함을 느낀다면 학급 전체 앞에서 보상을 받을 필요가 없습니다. 필요한 경우 다른 학생이 없을 때 이 작업을 수행할 수 있습니다.

저는 소아 불안에 대한 전문가가 아닌데, 내가 정말 이런 유형의 일을 해야할까요? 특별히 훈련된 교육을 받은 교직원에게 더 적합하지 않을까요?

정서적 어려움이 있는 아이를 도울 때는 특별한 전문 지식을 가진 다른 교직원과 함께 일할 것을 강력히 권장합니다. 그러나 선생님은 학급에서 아이를 도울 준비가 잘 되어 있습니다. 선생님은 아이를 아주 잘 알고 있을 것이고 아이가 두려움에 직면할 수 있는 기회를 만들 수 있을 것입니다. 아이 및 부모와 정기적으로 의사소통하고 모두가 행동 계획에 동의하고 그것을 정기적으로 함께 검토하는 한 선생님은 아이가 두려움을 극복하도록 도울 가능성이 매우 높습니다.

내가 이걸 할 시간을 어떻게 마련해야 할까요?

여기에 설명된 전략은 모두 저자가 함께 일했던 선생님과 다른 학교 직원이 사용했던 것입니다. 일을 진행하려면 약간의 가외 시간과 생각이 필요한 것은 사실입니다. 하지만 종종 상황은 빠르게 변하기 시작할 수 있습니다. 우리는 문제가 더 고착화되어 더 많은 시간이 필요해 지는 것을 이 작업으로 방지할 수 있기를 바랍니다. 하지만 선생님이 동료, 아마도 보조 선생님, 특별 훈련을 받은 교직원 또는 유사한 사람의 도움을 받지 못할 이유는 없습니다.

감사의 글

우리는 이 책에 기술된 치료 프로그램을 함께 한 모든 가족들에게 감사를 표하고 싶습니다. 그 가족들은 우리에게 많은 것을 가르쳐 주었고 높은 동기와 오랜 끈기를 가지고 매우 심한 아동기 불안 문제까지도 극복할 수 있다는 것을 보여주었습니다.

수년간 우리에게 연구와 임상을 통해 배움을 준 모든 분들, 특히 Ronald Rapee, Jennie Hudson, Vanessa Cobham, Philip Kendall, Jeff Wood, Lynne Murray, Peter Cooper, David Clark, Michelle Craske에게 감사드립니다.

이분들의 연구와 임상은 우리에게 불안 문제를 가진 아이를 위한 프로그램과 그 결과로 이 책에 적용할 수 있는 풍부한 지식과 기술을 갖추게 했습니다.

또한 이 책을 제작하는 내내 피드백과 지원을 해 주신 Polly Waite와 Peter Cooper에게, 그리고 Brynjar Halldorsson, Harriet Young, Vicki Curry, Gemma Didcock과 같은 이 책의

초기 초안에 대해 아낌없이 피드백을 주신 많은 친구들과 동료들께도 감사드리고 싶습니다.

　끝으로, 우리 가족, Andrew, Jos and Charlie (LW), and Colin, Joe and Ben (CC)의 지지와 이해에 감사드립니다.

참고문헌

Rapee, R. M., Abbott, M. J. and Lyneham, H. J. (2006). 'Bibliotherapy for children with anxiety disorders using written materials for parents: A randomized controlled trial'. Journal of Consulting and Clinical Psychology, 74(3), 436.

Lyneham, H. J. and Rapee, R. M. (2006). 'Evaluation of therapist-supported parent-implemented CBT for anxiety disorders in rural children'. Behaviour Research and Therapy, 44(9), 1287-1300.

Cobham, V. E. (2012). 'Do anxiety-disordered children need to come into the clinic for efficacious treatment?' Journal of Consulting and Clinical Psychology, 80(3), 465.

Creswell, C., Violato, M., Fairbanks, H., White, E., Parkinson, M., Abitabile, G., Leidi, A. and Cooper, P. (2017). 'A randomised controlled trial of Brief Guided Parentdelivered Cognitive Behaviour Therapy and Solution Focused Brief

Therapy for the treatment of child anxiety disorders: Clinical outcome and cost-effectiveness'. The Lancet Psychiatry, 4(7), 529-539.

Hill, C., Waite, P. and Creswell, C. (2016) 'Anxiety disorders in children and adolescents'. Paediatrics and Child Health, 26(12), 548-553.

Thirlwall, K., Cooper, P., Karalus, J., Voysey, M., Willetts, L. and Creswell, C. (2013) 'Treatment of childhood anxiety disorders via guided parent-delivered cognitive behavioural therapy: A randomised controlled trial'. British Journal of Psychiatry, 203(6), 436-444.

Waters, A. M., Ford, L. A., Wharton, T. A. and Cobham, V. E. (2009). 'Cognitive-behavioural therapy for young children with anxiety disorders: Comparison of a child + parent condition versus a parent only condition'. Behaviour Research and Therapy, 47(8), 654-662.

유용한 자료

Bryon, Mandy, and Titman, Penny, Helping Your Child with a Physical Health Condition (Robinson, 2019)

Butler, Gillian, Overcoming Social Anxiety and Shyness, 2nd Edition: A self-help guide using cognitive behavioural techniques, (Robinson, 2016)

Chellingsworth, Marie, and Farrand, Paul, How to Beat Worry and Generalised Anxiety Disorder One Step at a Time (Robinson, 2016)

Dunsmuir, Sandra, Dewey, Jessica, and Birch, Susan, Helping Your Child with Friendship Problems (Robinson, 2019)

Hiller, Rachel, and Gradisar, Michael, Helping Your Child with Sleep Problems (Robinson, 2018)

Hogan, Brenda, and Brosan, Lee, An Introduction to Coping with Anxiety, 2nd edition (Robinson, 2018)

Kennerley, Helen, Overcoming Anxiety, 2nd edition (Robinson, 2014)

Meares, Kevin, and Freeston, Mark, Overcoming Worry, 2nd edition (Robinson, 2015)

Parkinson, Monica, and Reynolds, Shirley, Teenage Depression (Robinson, 2015)

Reynolds, Shirley, and Parkinson, Monica, Am I Depressed and What Can I Do About It? (Robinson, 2015)

색인

국문 찾아보기

ㄱ

ㄹ

ㅁ

ㅅ

ㅈ